编辑委员会

主　任：马伟杭
副主任：钱培鑫　马晓才　郝德明
委　员：（以姓氏笔画为序）
　　　　马建建　王　雷　吕建明　闫　雪　李天天
　　　　李启东　杨红飞　陈文明　陈肖鸣　郑　历
　　　　施小柯　耿海波　郭明明　戚顺庆　章友棣
　　　　尉建锋　游向东　裘华森　管伟立　廖杰远

编辑部

主　编：钱培鑫　马晓才　郝德明
副主编：李　洁
策　划：高　宇
撰　稿：姬晨曦　王柔仪　徐梦琪　周　珂　姚　兰
摄　影：高　宇　徐青青　楼晋瑜　周　柠
排　版：沈丽萍
出　品：浙江和康控股集团　杭商传媒

医路逐梦

——浙江社会办医纪实

钱培鑫　马晓才　郝德明　主编

浙江人民出版社

序　言

2021年，是"十四五"规划的开局之年，我国将迈入全面建设社会主义现代化国家的新发展阶段，开启第二个百年奋斗目标的新征程。

党的十九届五中全会审议通过的《中共中央关于制定国民经济和社会发展第十四个五年规划和二〇三五年远景目标的建议》，不仅擘画了"十四五"时期经济社会发展的美好蓝图，而且将"民生福祉达到新水平"作为"十四五"时期经济社会发展的主要目标。在世界正经历百年未有之大变局、我国发展的外部环境日趋复杂的今天，以习近平同志为核心的党中央，将民生建设提升到前所未有的高度，"民生福祉达到新水平"成为未来中国进入新发展阶段、坚持新发展理念、构建新发展格局的关键支点。

社会办医是改善人民生活品质，提升人民福祉水平的重要一环，是医疗领域民营经济的重要形式和医疗服务体系的重要组成部分，在满足人民群众多层次、多样化健康服务需求，促进经济社会发展方面发挥了重要作用。

立足新时代，肩负新使命。历经30多年的发展，我国社会办医在医院总数上已经占据了一半，且增速远高于公立医院，但业务占比仍然较低，办医质量参差不齐。面对未来高质量发展的客观要求，除了加大政策支持力度、优化行业发展生态之外，更需要广大社会办医疗机构主动转观念、调思路、强实力、破困境。

在改革开放先行地浙江，社会办医走在全国前列。梳理其历史脉络，从一个个典型案例中获取启示，从而探寻发展之策与革新之路，是时代的需要，也正是此书出版的意义所在。

"鉴于往事，有资于治道。"书中的社会办医者以浙商精神与仁医之心，为浙江社会办医之路写下生动篇章，发人深省，令人振奋。从中汲取的经验和智慧，将为今后的社会办医者提供开拓前进的勇气和力量。

新时代、新格局下，社会办医将书写新篇章。放眼未来，市场需求提升，政策环境利好，多元产业融合，社会办医正处于激动人心的发展转折点上。我们期盼，今后将涌现更多优秀社会办医力量，为民营经济高质量发展再创辉煌，为健康中国建设注入更强活力。

浙江省社会科学联合会名誉主席
浙江省浙商研究会会长
胡祖光
2021 年 1 月 17 日

目 录

第一篇章
浙江社会办医纪实总述　　/ 1

进取中谋新篇，变局中创新局

　　——社会办医发展脉络简述　　/ 2

第二篇章
浙江社会办医亲历者访谈　　/ 9

浙江社会办医史话

　　——专访浙江省卫健委原一级巡视员马伟杭　　/ 10

管伟立：打破精神的围墙　　/ 22

郝德明：社会办医梦　　/ 33

吕建明：最重要的事，只有一件　　/ 40

马建建：股份制医院的弄潮人　　/ 49

钱培鑫：社会办医者的担当　　/ 60

戚顺庆：步步初心　/ 67

裘华森：目标导向者　　/ 77

施小柯：时光的轨迹　　/ 88

尉建锋：边界内外　/ 97

游向东：跨界医者　　/ 107

郑历：你自己去寻找太阳　　/ 116

章友棣：宽广可抵岁月长　　/ 123

第三篇章
浙江民营医疗机构盘点　　/ 133

丁香园：健康更多，生活更好　　/ 134

和康医疗：社会办医，行稳致远　　/ 142

火石创造：加速医健创新创业　　/ 149

金华广福医院：广施仁爱、为民谋福　　/ 156

杭州康久医疗：让阳光照耀每一位长者的心田　　/ 165

明州医院：明德善行，福泽九州　　/ 175

宁波慈林医院：时间下的玫瑰　　/ 180

台州骨伤医院：从中医世家到百年品牌医院　　/ 191

微医：数字健康　一路领跑　　/ 200

温州华侨伤骨科医院：时光的故事　　/ 205

温州康宁医院：敬畏生命、谦卑服务　　/ 212

浙江萧山医院：创新强院，转型发展　　/ 220

义乌稠州医院：做老百姓信得过、愿意来的医院　　/ 226

后　记　/ 236

第一篇章

浙江社会办医纪实总述

进取中谋新篇，变局中创新局
——社会办医发展脉络简述

推动社会办医的发展是近些年来我国医疗卫生事业改革中的一个重要环节。社会办医作为我国医疗体系的重要组成部分，是扩大卫生服务供给、满足人民多样化医疗需求的重要途径。长期以来，社会办医随着时代的浪潮一路奋力前行，在动态发展中参与中国医疗市场版图的塑造。

社会办医，道阻且长。有学者认为，在过去10年间，通过降低社会办医门槛使民营医院在数量和占比上不断增加，但民营医院总体规模相对较小、发展缓慢，并没有形成民营医院和公立医院相互竞争的格局。同时，医保定点资格和区域卫生规划等方面的政策因素给民营医院的发展带来了一些隐形的障碍。因此，民营医院的发展并未如预期一样对医疗市场结构产生足够的影响。

即便如此，仍然有众多社会办医者在荆棘中摸索前行，探索在中国进行社会办医的道路。政府也相继出台了一系列鼓励社会办医的意见方针，为社会办医的路途点亮一盏盏灯，持续引领着社会办医走向更加光明的未来。

合抱之木，生于毫末

长期以来，公立医疗机构在我国占据主要地位，非公立医院作为补充部分，发展缓慢。改革开放以后，市场经济东风渐起，吹活了社会办医，越来越多的资本开始投入到非公立医院。

非公立医院是指政府持股小于50%的股份制医院，即社会资本（含国有商业资本）控股及改制后医院，包括原创型和改制后非公立医院。

1951年4月，卫生部在《关于调整医药卫生事业中公私关系的决定》中指出，对于一切公立的、私立的、合作性质的、公私合营的医疗机构，各地卫生行政机关应根据实际需要及技术与设备条件，领导实行合理的分工合作，不得有所歧视。从1953年开始，中共中央提出过渡时期总路线，对农业、手工业和资本主义工商业进行改造。在第一个五年计划之后，医药卫生事业逐渐过渡到以公有制为主体的时期。在计划经济体制下，我国非公立医疗机构数量开始减少，并在改革开放前降到低点。

社会资本重新进入中国医疗领域是在1978年改革开放后。1978年，党的十一届三中全会确立了"以公有制为主体，发展多种经济成分"的经济发展路线，为社会办医政策提供了政治基础。1980年9月，卫生部印发《关于允许个体开业行医问题的请示报告的通知》。这是第一个有关医疗服务领域中非公经济类型医疗机构的文件，也是改革开放后第一次明确允许以个体服务的形式提供医疗服务。

当时的民营医院虽然已陆续涌现，但由于资金不足，且缺乏完善的配套政策，许多医院在发展之初只能蹒跚向前。1985年，国务院批转卫生部《关于卫生工作改革若干政策问题的报告》，鼓励和支持集体经济组织以及城镇和街道组织创办医疗卫生设施，支持个体开业行医。1988年，《医师、中医师个体开业暂行管理办法》对个体开业的资格及执业管理等作出了具体规定。1989年，卫生部和原外经贸部发布了关于开办外宾、华侨医院诊所和外籍医生来华执业行医的规定，允许国内试办中外合资合作医疗机构，禁止外商独资，但未规定中外资金比例。

步入20世纪90年代，随着改革开放的推进和人民生活水平的稳步提升，传统公立医院已无法满足人们多样化的医疗服务需求，供给不足的矛盾日益凸显，这为民营医院的进一步发展提供了机会。1994年，《医疗机构管理条例》出台。《医疗机构执业许可证》明确将医疗机构所有制分为5种：全民、集体、私营、中外合资合作、其他。1997年，《中共中央、国务院关于卫生改革与发展的决定》提出将社会办医定位为医疗卫生服务体系的补充力量。受惠于政策的红利，同年，中国首家外资民营医院——北京和睦家医院开业落成，为社会办医合理引用外来资本提供了范例。

石以砥焉，化钝为利

进入21世纪，第一轮医改蓄势起航。2000年，卫生部、国家中医药管理局、财政部、国家计委联合制定了《关于城镇医疗机构分类管理的实施意见》，使得不同经营性质的医疗机构的管理政策趋于完善。同年2月16日，国务院体改办等部门联合发布《关于城镇医药卫生体制改革的指导意见》。《意见》明确指出，医疗机构划分为营利性和非营利性两类，允许营利性医疗机构按照自主定价、自主经营、自负盈亏、照章纳税的原则，以获取投资回报为目的进行经营。这标志着医疗体制改革进入了实际操作阶段，为民间资本进入医疗市场打开了大门。

民营医院分类管理制度的推行，也让营利性民营医院一度承压。第一轮医改，是民营医院负重前行，顺势而为的重要时期。其间一批三级规模医院建成运行，包括东莞康华医院、苏州九龙医院、西安高新国际医院等。

社会办医快速发展的同时，一些"莆田系"医院泥沙俱下，影响行业的健康发展，行业管理问题逐渐被提上日程。2000年9月，中华医院管理学会民营医院管理分会（现中国医院协会民营医院分会）正式成立。分会初创后的第一件事，就是摸清家底，掌握行业发展状况，并直击痛点，启动了全国民营医院税收政策专项课题研究。2004年，分会启动"全国诚信民营医院"创建活动，历经5年多时间的持续推进，先后推出3批470余家"全国诚信民营医院"，使之成为业内标杆。

2007年，社会办医经历了一个暖春。原卫生部、商务部在两年内先后两次对港澳资本办医放宽投资额等限制，同时对医院、诊所和其他医疗机构提供的医疗服务免征营业税。资本的注入，使得社会办医暖流涌动，迅速扩张。据《2007中国卫生统计年鉴》资料显示，非公有医疗机构（用营利性医疗机构数据来代表）已遍布全国31个省区市（不包括港澳台）。

对社会办医而言，2009年是一个关键的年份——新一轮医改启幕。当年3月，中共中央、国务院发布《关于深化医药卫生体制改革的意见》，明确指出"积极促进非公立医疗卫生机构发展，形成投资主体多元化、投资方式多样化的办医体制"。而在其后的5年中，一系列重磅政策的出台，更是对行业发展产生了极大的鼓舞作用。2010年，《国务院关于鼓励和引导民间投资健康发展的若干意见》提出鼓励民间资本参与发展医疗事业。当年12月，国务院出台了《关于进一步鼓励和引导社会资本举办医疗机构意见的通知》，要求通过放宽社会资本举办医疗机构的准入范围，加强对非公立医疗机构的监管，促进非公立医疗机构的发展。2012年，国务院将加快形成对外开放的多元办医格局作为全面经济体制改革工作的重点内容之一。《卫生事业发展"十二五"规划》明确提出大力发展非公立医疗机构，放宽社会资本举办医疗机构的准入范围，鼓励有实力的企业、慈善机构、基金会、商业保险机构等举办医疗机构。2013年9月，国务院印发《关于促进健康服务业发展的若干意见》，提出要加快形成多元办医格局，同时，强调各地要清理、取消不合理的规定，加快落实对非公立医疗机构和公立医疗机构在市场准入、社保定点、重点专科建设、职称评定、学术地位、等级评审、技术准入等方面同等对待的政策。2014年，卫计委、中医药局印发《关于加快发展社会办医的若干意见》，针对社会办医发展过程中面临的困难和问题，从加强规划引导、加大支持力度、提升服务能力等方面提出了政策措施。这些政策导向明确，内容具体，在调动社会积极性方面发挥了显著作用。

　　第三方社会组织在此间也扮演着重要角色。2014年8月20日，中国非公立医疗机构协会成立，这是全国唯一从事社会办医行业服务和行业管理的国家级行业组织，以发展和规范社会办医疗机构为历史使命，汇聚社会力量，铸就健康中国，在政府与非公立医疗机构之间发挥着桥梁与纽带作用。

　　2015年，全国民营医院首次在数量上超过公立医院，达到近1.45万家。与此同时，"多元化办医"格局也在悄然形成。专科医院、高端医疗相继兴起，诸如暨南大学附属深圳华侨医院、武汉亚洲心脏病医院、美中宜和医疗集团，新疆佳音医院等。但是总体来看，民营医院的规模普遍偏小，超过80%的民营医院为一级或者未定级的医疗机构，开设床位数普遍小于100张。2016年，平均每家民营医院的床位数仅为75张，而同时期每家公立医院平均床位数达到351张。

　　但社会办医机构也在努力向更加规范化的方向发展。2016年8月28日，中国非公立医疗机构协会在京召开学习贯彻全国卫生与健康大会精神暨非公立医疗机构信用评价与星级评审工作研讨会。中国非公立医疗机构协会副会长兼秘书长郝德明介绍，协会将面向2600家会员单位开展社会信用评价与服务能力星级评审工作。①

---

①资料来源：《民营医院蓝皮书·中国民营医院发展报告》。

第二篇章

浙江社会办医亲历者访谈

浙江社会办医史话

——专访浙江省卫健委原一级巡视员马伟杭

浙江，物华天宝、人杰地灵，源远流长的文化成就了丰盈的医脉。

改革开放以来，在这块民营经济的沃土上，自然而然地延伸出一条社会办医的蜿蜒支路。在医疗资源短缺和医疗服务需求快速增长的矛盾下，一大批社会办医的先行者与改革者，以民生需求为导向，提供多层次多样化医疗服务，形成对公共卫生事业的补充，在推动浙江"卫生强省"发展战略、加快建设"健康浙江"的过程中发挥了关键作用。

回头望几十年的社会办医历程，沉默有时，华彩有时，几度处于风口。而今社会办医风头正劲，机遇与挑战并行。那脚下的关键一步，该怎么走？

日前，笔者专访浙江省卫健委原一级巡视员马伟杭，他以亲历者与见证者的视角，从浙江社会办医发展历程讲起，概述了社会办医的经年景象、今日风采及未来趋势,堪为镜鉴,以启众智。

风雨历程

从1978年到现在,浙江社会办医浪潮涌动,几十年的光阴在这块中国民营经济最活跃的区域上,孕育了百花齐放、各具特色的社会办医局面。

2000年8月,马伟杭由浙江大学医学院附属第一医院调任浙江省卫生厅医政处工作,在工作岗位上经历了浙江医改的关键历程,也见证了浙江社会办医风生水起的20多年。

马伟杭的讲述,包含了浙江社会办医发展的关键节点,回顾了一些"里程碑"式的事件。其中,浙江医改政策对创新探索的鼓励彰显其间。

以下是马伟杭的口述:

从国家脉络上看,医药卫生体制改革在借鉴经济体制改革思路

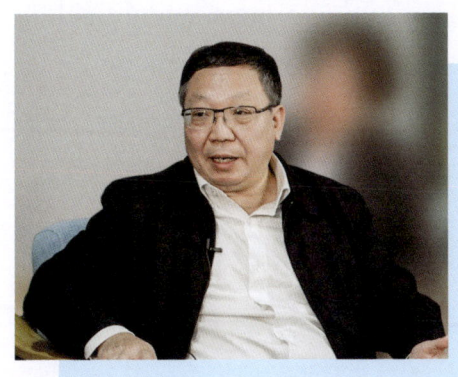

人物名片

马伟杭,浙江省卫健委原一级巡视员,中国医院协会副会长,浙江省医院协会会长,多年来分管浙江的医改和医共体建设工作,被业内人士称为"极其了解浙江医改全局"的人。

和做法的基础上，逐步开放医疗服务领域。

改革开放以前，社会办医概念尚未形成，仅有少量个体行医者。20世纪70年代末期，私人诊所开始出现。80年代，大型诊所、门诊部和社会办医院相继出现。1989年，浙江第一家民营医院，由归国华侨创办的伤骨科医院在温州出现，这也被认为是改革开放后全国最早的民营医院之一。

2000年以后，社会办医迎来了新的起点。2000年，"医疗、医保、医药"三医改革会议在上海召开。会上，鼓励社会办医开了政策的口子。医疗机构被划分为营利性和非营利性两类，营利性医疗机构被允许按照自主定价、自主经营、自负盈亏、照章纳税的原则，以获取投资回报为目的进行经营。就此，医疗体制改革进入了实际操作阶段，这也为民间资本进入医疗市场打开了大门。

如果说，2000年是社会办医的第一个风口，那么2015年，就是又一个风口的形成。此前，社会办医由国家部委出台文件，地方自行探索。2015年，国务院办公厅印发《关于促进社会办医加快发展若干政策措施的通知》。社会办医由国务院层面顶层设计，社会办医资本进入健康服务领域的政策更加有力，社会办医的发展环境更加宽松。

这样看来，1978年至2000年是我国社会办医发展初期，从放开诊所到放开大型诊所，再到社会办小型医院，层次极其鲜明。2000年迄今，全国范围内社会办医快速发展。

从浙江来看，浙江走的是"民本经济"之路，总体经济发展水平较高，老百姓对医疗服务有较明显的不同层次的需求。面对社会需求，浙江的投资者们具有一种敏锐的意识，即将医疗作为产业来

第二篇章
浙江社会办医亲历者访谈

做。因而，改革开放后我国最早的社会办医院出现在温州。随后，从温州出发，社会办医院逐步扩展到其他经济活跃地区，如台州、宁波、金华、杭州，自发自主，逐步探索。

2000年，医改政策出台以后，浙江省在研究制定具体实施意见时，考虑到要鼓励社会资本办医，但当时思想还是较为保守的。

首先，文件制定之际，一个讨论的焦点在于，社会办医机构在整个医疗服务体系中床位数的占比是多少？为了3%和5%，各部门讨论了很久，最后定下来5%。即使是这样，在全国范围内，浙江的思想算是比较先进的了。

其次，结合营利性机构和非营利性机构的分类，浙江也制定了一些配套文件。从客观上讲，和全国其他地区一样，浙江社会办医在土地政策、税收政策等方面，均受到一定程度上的制约。因此，尽管社会办医的积极性很高，但是大家都是探索性的，不敢投入大笔资金。从机构数量上来看，2000年到2005年，全省社会办医院也就几十家。

2005年到2010年，浙江省为了鼓励社会办医，出台了几个关键文件。就当时环境而言，浙江范围内的社会办医机构整体较为规范。典型的社会办医院通常由浙商投资、本土医生在当地经营，老百姓对其较为信任。例如，温州康宁医院可以当作是当时浙江一个标志性的社会办医院，对其他医院起到了引领作用。此时，一些较大的资本也进入社会办医领域，浙江省出现了具有一定规模和品牌影响力的医院，如绿城集团投资兴建的杭州绿城心血管医院，又如奥克斯集团投资兴建的宁波明州医院。

2010年到2015年，浙江社会办医发展处于沉默期。2009年，新一轮医改开启，系统的医改政策不断出台，一些针对公立医院改革的政策对社会办医也带来一时难以评估的影响。社会办医者们进入观望期，开始思考药品零差率、分级诊疗政策可能带来的影响。其间，零星地增加了一些医院，但社会办医没有进入快速增长期。

2015年前后，随着一些国家的顶层政策出台，浙江社会办医相应进入到一个新的风口。近几年，浙江社会办医进入高速发展期。社会办医机构在自身发展中，逐步形成了品牌与连锁的概念。在这个时间轴当中，树兰医院作为代表机构出现。此外，浙江出现了一批连锁性的医院。一些具备上市条件的，或者已经借壳上市的机构，在2015年前后展开整体布局，将社会办医从单打独斗转化为连锁经营。

这样看来，浙江社会办医的几个时间节点较为清晰：改革开放到2000年，属于起步阶段；2000年到2010年，进入探索阶段；2015年以后，浙江社会办医走向品牌、连锁的新时代。

近几年，在保证医疗安全的前提下，浙江医疗行政主管部门鼓励创新探索，浙江社会办医不仅形成了新理念，也引进了新业态。

第一，共享医疗新体验。国务院、国家部委层面都鼓励医疗资源共享，但共享需要落地形式。在浙江，不少地区进行医疗资源共享上的形式创新。例如，杭州市诞生全国首个"医疗综合体"——全程国际Medical Mall。入驻的医疗机构共享检验、病理、超声、医学影像等医技科室及药房、手术室等服务，这既提高了医疗资源的利用效率，又减轻了中小型医疗机构在设施设备方面的投资压力。

第二，发展互联网医院新业态。2015年，桐乡市办了一家乌镇互联网医院,成为中国"互联网+医疗健康"改革的起点。按照当时的国家制度来看,乌镇互联网医院设立并不合规。国务院发布的《医疗机构管理条例》规定,任何一家医疗机构实行准入制,即医院设立前,需要按照相应的标准进行审批。由于互联网医院设立缺乏标准,本需要国家层面来制定标准,随后进行审批。然而,当地县级卫生行政部门批准了乌镇互联网医院的设立。对这个"新生事物",省级卫生行政部门并没有将其全盘否定,而是以支持创新的思维,一方面争取国家层面的支持,另一方面要求当地卫生行政部门本着对老百姓的健康负责的态度,对其加强指导和监管。乌镇互联网医院在临床专家的指导下,探索初设互联网医院的服务范畴,循序渐进,先行先试。在国家卫健委的支持下,就这样试出了一家乌镇互联网医院。

还看今朝

数历史风流,还看今朝。

据浙江省人民政府办公厅发布的《浙江省人民政府办公厅关于支持社会力量提供多层次多样化医疗服务的实施意见》指出,到2020年,浙江省社会办医环境全面优化,社会办医能力明显增强,多层次多样化医疗服务格局基本形成。那么,浙江的社会办医现状以及多层次多样化医疗服务格局究竟如何?

在叙述中,马伟杭兼顾成绩和痛点,较为全面地描述了浙江社会办医的现状,就社会办医机构自身要把握的关键要素及政策环境优化的几个方面发表了自己的看法,并预测了浙江社会办医的趋势及未来。

以下是马伟杭的口述：

现在实际上进入了一个社会办医的快速成长期。按照规划，到2020年，浙江社会办医床位数应占全部床位规模的25%。实际上，这个占比很可能超过30%。

社会办医占比达到1/4，这应当算是比较大的规模了。这个规模怎么来理解呢？我们不妨拿欧美国家来比较。欧洲国家以公立医院为主体，社会办医占比较少。至于美国、加拿大等北美国家，通常以社会办医为主体。但实际情况是，美国、加拿大的主流社会办医，即所谓的财团办医和政府办医，目标都是非营利性的，并严格按照非营利性来规范。从数据上来看，这些非营利性机构占85%，而真正意义上的民营机构只占到15%。无论营利性、非营利性机构，都有公益的本质，但营利性机构毕竟要赚钱分红。那么，如何保证及体现医疗服务公益性的本质呢？从国外来讲，一方面通过政府办医来体现，另一方面通过做非营利性机构来体现。

回到浙江自身，我们现在社会办医占比达1/4。现有的社会办医机构当中，将近60%是营利性机构，40%是非营利性机构。如果说按照比例折算，如今浙江医疗机构中，营利性的社会办医机构占比至少15%。浙江作为民营经济大省，为社会办医留足空间，将其融入整个医疗卫生服务体系中。

浙江社会办医发展到现在，从成绩上来看，对老百姓的医疗服务供给、对当地的经济社会发展、对整个医疗行业的能力提升等，所起到的正向的影响都已经开始逐步显现。

第一，对整个老百姓的医疗健康服务而言，浙江社会办医已经提供了13%左右的医疗服务。随着能力水平和信誉度的提高，服务量可能还会进一步增长。此外，一些高端民营医院的出现，满足了老百姓不同层次的医疗需求。

第二，对当地经济社会发展而言，浙江社会办医除了促进就业、税收增长，还促进了当地服务业发展，尤其是健康服务业发展，同时推进了商业医保的发展。例如，乌镇互联网医院，对互联网医疗、互联网经济发展都产生了影响且健康服务业对商业医保进行了多种形式的探索。

第三，对整个医疗服务能力而言，浙江社会办医领军者形成了引领作用。例如，温州康宁医院走在了浙江乃至中国精神学科的发展第一方队。整个浙江省共计有40多个国家重点专科，绝大多数都在浙大附属医院，但是康宁医院也拿到了国家级的重点专科建设项目，这充分证明了它的学科建设水平。又如，树兰医院的快速发展，未来可能在医疗科技领域形成独特优势，发挥引领作用。

对于人才、用地、税收等经常提到的社会办医的痛点，要一分为二来看。拿人才问题来说，有几个经常被抱怨的点。一是编制。很多民营医院说要编制，没编制的时候，说人才引不进，后来有的地方给了编制以后它也头痛，因为又会出现新的问题。二是职称评定。过去民营医院职称评定存在一定的政策掣肘。而现在，浙江省全面下放卫生高级职称评聘权限，推进医疗卫生单位自主评审改革，不论是公立医院还是民营医院，卫生高级职称评聘权限一律下放至三级医院，这也是对社会办医在职称评定方面与公立医疗机构享有同等待遇等政策的落实。事实上，对于人才，你给他好的平台，你有很好的环境、设施条件，以及好的待遇，给予他尊重和一定的权限，人才自然会来。

所以，社会办医现在面临的人才、用地、税收等问题，我认为它既是问题，也不是问题。如果说过去没政策，那么为什么有些社会办医机构发展得这么好？反过来讲，后来给了政策，这些机构用了多少？

所以，我认为，民营医院要实现发展，一要看定位，二要看管理。

第一，定位，包括业务定位、道德定位，这两大定位是社会办医的根本所在。业务定位，也就是发展定位，比方说哪些专业要重点发展。民营医院不能什么都干，要瞄准某个专业，形成某个特色，做成某个品牌。道德定位，就是医者的血管里必须流淌仁心仁爱的血，不能为了赚钱而丧失医德良知，损害病人的利益。

第二，管理。不少民营医院投资者和管理者缺乏对医疗行业规范的了解，在运营管理上急功近利，常常难以为继；也有些民营医院缺乏现代管理意识，形成了个人武断式、家属式、粗放式的管理模式，使医院的发展极为波折缓慢。

现在来讲，人才、土地、税收等，我认为都不是主要问题，最主要的问题就是弄清办医的初心是什么，医院的业务定位是什么。把这两个问题弄清楚了，我想民营医院的发展前景应该是光明的。

除了社会办医机构自身的发展，政策环境的优化应该包括以下几个方面：一是宏观政策。宏观政策既包括经济社会发展的政策，也包括行政审批等政策。浙江经济社会的快速发展为社会办医创造了先天条件，同时减少、优化审批环节，尤其是医疗卫生领域"最多跑一次"改革的推进切实降低了社会办医的审批成本和政策风险。二是办医政策。近年来，浙江多次出台社会办医专项政策，努力破解发展瓶颈问题，为社会办医拓展发展空间。三是配套政策。浙江出台了包括土地与规划政策、财税优惠政策、投融资政策、政府购买服务政策、财政奖补政策在内的社会办医配套政策，推动社会办医健康发展。当然，各地方的政策落实情况还存在一些不平衡性，接下来的关键在于各地政策的落地、落细、落实。

目前，我国医疗服务体系还是以公立医院为主体，这主要基于几方面的因素：

第一，中国共产党的执政理念决定了以公立医院为主导的医疗体系，这是我们国家的体制决定的，也是绝不能动摇的。

第二，社会办医起步时间较短，且一家医院的发展需要一个过程。如果按照现有的发展速度和规模，再过10年、20年，很多高端的、连锁的、规模化的社会医院将会涌现。医院发展并不是说办得越新、越高大上，患者就愿意去。患者更愿意去原先的医院，因为他们看重的是专业能力与口碑。我国社会办医时间并不长，人才集聚、专业能力和品牌塑成还需要时日，所以医院规模总体较小，服务能力相对较弱。

第三，老百姓对社会办医的信任度还不高。社会办医占的资源量是1/4，但是它的服务量只有百分之十几。从理论上来讲，社会资本应该更有效率，如果达到最佳水平，1/4的资源占有量提供的服务甚至可以接近1/3。市场为什么做不到？因为老百姓对它的信任度还不够高。

按照我们的判断，未来浙江的社会办医会进入一个逐步的调整过程。市场不可能容纳这么多的社会办医机构，一定会出现合并、分化，或者淘汰的情况。在现有情况下，下一步将走向一个从小规模到中等规模的发展过程，形成专科特色和品牌效应，然后进入连锁化经营，再淘汰一部分。最后，社会办医机构数占据总医疗机构数的比例不一定很高，但是资源占比的话，可能达到1/4甚至更多，具体份额将根据经济发展的情况来决定。

公私合作

对于社会办医机构与公立医疗机构的关系这个颇具争议性的话题，马伟杭做了如下的阐述：

原卫生部《社会资本举办医疗卫生机构的理论和实践研究》课题组调研发现，英国等西方发达国家将私立医疗机构作为公立医疗体系的重要合作伙伴，促进了医疗卫生服务公私合作伙伴关系的形成。

在中国，有人说，鼓励社会办医就是在公立医院这个"羊群"里引入一匹狼，然后狼（社会办医）把羊（公立医院）吃掉，这显然是不对的。我认为，我们国家的社会办医和公立医院应该是一个功能互补的合作体，二者有竞争的关系，但更多的应该是合作互补的关系，整个医疗服务体系应该是公私合作的体系。

我们在体制上需要公私合作的体系，所以鼓励社会资本参与办医。但医疗机构要根据国家体制、国家的相关政策、老百姓的需求来区分好公与私的关系。例如，备受业界关注的《基本医疗卫生与健康促进法》已经颁布实施，法律禁止政府办公立医疗卫生机构与社会资本合作举办营利性医疗机构，但为二者合作举办新的非营利性医疗机构留下了空间。

近年来，部分民营医院对县域医共体建设有不同的意见。他们认为，县域医共体把民营医院挤出去了。但实际上，民营医院可以以集团、连锁的模式运营。对公立医疗卫生机构而言，要通过医共体的建设，提升医疗与健康服务的能力，发挥效益，提高效率。提高效率和效益不是等于扩大床位，而是指在原有的基础上把原来分散的机构联合起来，形成共同发展的良好状态。

这个问题的实质是公立医院改革的深化，通过体制机制的改革，使区域内的公立医疗卫生机构进行整合，从而提高服务能力和效能，更好地惠及百姓。公立医院和民营医院之间不是对立的，不是说公立医院做差了，然后民营医院才有发展空间，这个说法不对。公立医院能力和效率的提高，反过来可能会倒逼民营医院不断发展，这是一个良性的循环。

在国家政策引导下，浙江结合省情，及时出台社会办医新政。目前，浙江社会办医发展势头良好，多元办医格局正在加快形成。截至2019年底，浙江省共有社会办医疗机构17416家，其中社会办医927家。社会办医院床位9.59万张，占全省医院床位总数的31.23%。

在时代前行的脚步中，新医疗技术、新服务业态、新业务品类接连涌现，为社会办医开创了新局面，对社会办医提出了新要求。这些都在呼唤着社会办医行业的从业者、投资方、管理层，要继续倾力投入"健康浙江"的建设中，全面提升浙江人民的健康水平。

管伟立：打破精神的围墙

胡乱的、紧绷的与平静的、柔和的，不同病症的精神疾病患者在精神病院共处。前者具有的特性，吻合了大众印象中精神疾病患者的模样。后者的形象，却很少走进大众视野。

在温州康宁医院，大病室中入住的是刚入院、病情有波动的病人。8张床位，各有忧愁，互不干扰。病房内弥漫着焦躁、低沉与叹息。很少看到医护人员上前去干预，他们是安全的。其余空间中的康宁，温暖又敞亮。

康宁医院的大厅中央摆放着一架钢琴，音符流淌，抚平了大家的情绪。管伟立说："我把象征着美与韵律的钢琴放在大厅，就是告诉看得到的人，精神疾病患者不会砸掉钢琴，他们并不可怕。"钢琴旁的墙面上，还有他践行的"凡事相信、凡事包容、凡事盼望、凡事忍耐"16字箴言。

自创办温州康宁医院以来，管伟立投入单纯、专注与热情，做一片高悬在不被理解的精神疾病患者头上的暖阳，用独有的温度，力所能及地将社会对于精神疾病患者以及精神医院的惯性思维与刻板印象消解融化。

不是怪物，只是病人

回望管伟立投身于精神科医疗领域管理与运营的20多年，会看到在波澜壮阔的中国医疗卫生事业翻天覆地的变化下，温州康宁医院道路坚定的成长史。而他本人在此期间成了中国社会办医路上的一个见证者。

1993年，管伟立从公立医院辞职，开始为创办一所理想中的精神专科医院而努力。"20世纪八九十年代，全中国所有的精神科医

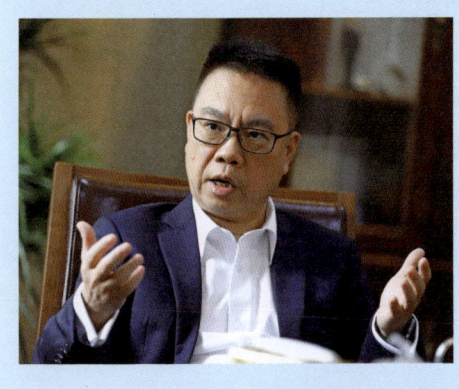

人物名片

管伟立，温州康宁医院股份有限公司董事长，中国医院协会理事兼民营医院分会副会长，中国非公立医疗机构协会副会长。长期从事精神卫生医疗工作的管理与运营，在推动中国精神卫生事业的发展方面作出不少贡献。1997年创建温州康宁医院，而后率全国之先提出"变关为管"的创新管理理念。2015年11月20日，其管理与运营的康宁医院在香港联合交易所主板挂牌上市，成为国内第一家精神专科医院上市公司。

院基本上都是破烂不堪的，精神疾病患者受到社会的歧视，得不到优质的医疗服务，我希望能够为精神障碍患者提供有尊严的医疗照顾。"

其时，民营医院正萌芽。随着中国经济体制改革的推进，为了满足日益增长的就医需求，发挥社会上单体医生的作用，1980年8月，国务院批准《关于允许个体开业行医问题的请示报告》，文件明确允许个体开业行医，以作为公立医疗体制的补充。1992—2005年，社会资本办医政策正处于市场化推动的阶段。

管伟立身处浩荡时代，感知医疗市场需求旺盛，愿认真扬帆前行。他理智，不冒进，始终有理念做支撑。起初，康宁医院只是一家诊所，有20张床位，但床位很快被住满，于是扩大床位供应被提上日程。赤手空拳打天下是艰难的，也是愉悦的。到了1997年，温州康宁医院创建成立，管伟立觉得意义非凡，"中国的精神卫生事业随着经济发展有了可喜的改变，而康宁的发展，其实也在推动着中国精神卫生事业的发展"。

1998年，温州康宁医院率全国之先提出"变关为管"的创新管理理念，对国内精神科医疗服务理念产生巨大影响。

在高墙围绕、铁窗森严的压迫下，蓬头垢面的患者在拘束的空间内痴痴呆呆、胡言胡语。这是管伟立在2018年登上哈佛讲堂之前，对公开放映的2014年在中国西南地区拍摄的某精神病院的纪录片片段的描述。

就像是一个被折叠的平行世界，离日常生活遥远，但真实存在。而管伟立，则用实际行动改变着社会大众对精神专科医院犹如"关押病人的牢笼"的刻板印象，他形容："这不是一件事情，'给患者以尊严'的使命贯穿在我们医院管理的整个过程之中。在以前，大家不把精神病人当成人，把他们当成怪物，怪物是要被关住的。但其实，他们只是病人，经过科学的治疗，他们可以被治愈。"

尊严，是管伟立频频挂在嘴边的名词，其与生命紧密相连。管伟立坚持创新，创办不像医院的精神病院，将尊重予以患者，用尊严守护患者。2017年，康宁新大楼正式投用，这是一家兼具医疗功能与配置酒店设施的大专科小综合医院。医院的硬件设施处处透着尊严：院内没有铁窗，没有不锈钢栅栏，院外没有围墙；中央空调随时开着，水龙头出来的都是热水，门诊大厅里摆放着钢琴、沙发；病房大多朝南，总有温暖阳光照射进来；在病区里，设置开放式餐厅……

对于不同程度的精神疾病患者，康宁给出不同的管理方式。封闭的、半开放的、全开放的，康宁对病人进行分级分类的管理，用最快的时间控制病情，再通过一段时间改善病情，给予他们最人性化的照顾，直至治愈。

除了对有危害社会、伤害自身行为的重度精神障碍患者实行限制性管理外，其余患者在院内可以自由活动。值得一提的是，康宁院内的健身房与游泳池都对外进行营业。略让人意外的是，这里并非门可罗雀，设在精神病院的锻炼场地也受到了公众的欢迎。

其实，这个决定在最初是遭到第三方体育公司反对的。但管伟立坚持，他希望用实际行动，让大众能走进来，看看精神病院是什么样的，"当时第三方公司认为不会有人愿意来精神病院健身。我对他说，亏损了算我的，赚钱了算你的。我们提供免费场地，你们保证我们的员工与患者免费健身"。

既有创新思维,又肩扛责任意识,两年时间,康宁医院得到了很好发展。由于精神疾病的范围宽泛,康宁详细评估每位病人,随时掌握病人的病情,能够进去健身的患者都有医生开具的医嘱。于是,这里的健身房迎来了这样的景象,医生、护工、患者、公众人士……所有人穿上健身服,拿起器械融成一片。

随着时间的发酵,康宁医院不仅赢得了公众形象,还有患者的口碑。很多病人出院后,会送来锦旗,但管伟立坚持不收,"我们采用的是零锦旗的方式,医院接受患者的感谢,但不需要他们做形式上的表达"。与零锦旗同步的,还有零营销。管伟立不打广告,只在院区内挂"敬畏生命,谦卑服务"彰显价值观的几个大字。尽管如此,1400余张床位依然住满了。这些来自全国各地的病人,很多由曾经的患者及家属自发介绍过来。治愈出院后,这些患者也介绍其他病人过来,一批又一批……

做领头羊

太宰治在《人间失格》中说过"生而为人,我很抱歉",这句话写出了一个人对于"生"的无力感。全球每年超过100万人死于自杀,相当于每30秒就有一人自杀死亡。在中国,每年自杀人数是20万—30万人,每天有接近800人选择自杀来结束自己的生命。而一个人的死亡,可能至少造成4个家庭的破碎,大概可以连累39个人出现悲痛的心情。这一连串触目惊心的数字,平铺直叙地描绘了全球精神健康的现状之一。

在刚过去的第30个世界精神卫生日的当口,温州康宁医院制作了名为《劝生》的公益短片。当自杀可以被谈论、被理解之时，约莫就是"轻生者"在黑暗中遇到一点光亮，他们可以略微感受"生"的美丽。为此，康宁医院开通了全国24小时自杀干预公益救助热线：400-800-9585。

"每个人都能成为一名劝生者，家人、朋友、路人的支持或许都能让轻生者看到希望，我们期望社会给暂时走进死胡同的人以支持。"打破纯粹的医学模式，将之延伸到医疗机构之外的社区和社会，一直是管伟立扛在肩头的愿景。

对接资本市场，加速布局全国，进军大健康产业。2014年，温州康宁医院成为温州医科大学附属医院，改制为温州康宁医院股份有限公司。2015年11月20日，温州康宁医院股份有限公司在香港联交所主板上市。

国内最大的私立精神科医疗集团正式登陆港股，为集团发展提供了强劲动力。温州康宁医院股份有限公司2019年的中期报告显示：2019年上半年，集团自有医院业务发展平稳；截至2019年6月30日，集团自有医院增至20家，运营床位数增至5593张。

对于管伟立本人来说，其实并未因此受到太多影响，他只是继续从事业已认定的事业，步履不停。他对《医路逐梦——浙江社会办医纪实》采写组说："集团上市后，压力肯定会有。资本是助力，但康宁不能被资本所绑架。我们把自己的业务做好，这才是本质。"

集团在多年实践中，自然走了不少弯路。前几年，管伟立在全国各地代管了不少医疗机构。后来发现，这些机构经营理念相差悬殊。他不由感到惋惜。

因而，在扩大医疗服务网络的同时，管伟立秉持患者至上的理念，将精力更多用于自有医院的发展，坚持优化服务定位，给患者带来更好的服务。2019年上半年，康宁股份略微缩减了代管医疗机构业务，截至2019年6月30日，康宁股份管理医疗机构减少至5家，管理床位数减少至990张。

管伟立总结了上市后康宁给社会带来的影响，将其一分为二来看：好处是，让民众知道了什么是精神卫生，提高了精神卫生的知晓率，将精神病人去污名化；坏处是，误导了市场，让社会资本以为精神病院很赚钱。两三年时间，中国开出了2000多家民营精神医院。

管伟立很担忧。这些闻风而开的精神病院基本上只拥有20世纪八九十年代的落后水平，让患者没有尊严可言。这些医院的小心思昭然若揭，只要后期卖给康宁，就万事大吉。

"只有医院办好了，才能赚钱，这是本分。我们不可能改变社会，改变自己才是有效的方式。"管伟立说。

近年来，精神疾病的患病率呈上升趋势，但精神医学是近现代发展起来的新兴学科，基础相对薄弱，精神卫生领域医务人员不足、资金短缺，临床上仍广泛使用数十年前的疗法。

为警示，也为发展，管伟立与康宁股份致力突破阻碍精神医学发展的屏障。2011年，康宁的精神科被列入"国家临床重点专科建设单位（精神科）"；2018年，康宁正式成为国家临床重点专科（精神病）单位。7年时间，摘掉"建设"两字，康宁在教学与科研上从未懈怠。

2003年，为更好地开展精神疾病发病机制、诊断、治疗的基础与临床相结合的创新性研究，整体提高精神疾病的诊治水平，促进精神疾病临床新的治疗手段与疾病发生机制的研究,温州康宁精神卫生研究所成立。

对着康宁所有的科研人员,管伟立曾说过:"精神医学是一个充满未知的领域,全世界科学家都在研究各种层级的精神疾病。我们研究所的人不要急于求成,不要弄虚作假,不为发表SCI文章而做科研,我们就做真实的、有效的科研。"

每年几百万元甚至上千万元的科研投入,是一笔不菲的数目,也是一笔必须投入的资金。管伟立介绍,如今,在某些精神疾病基础研究方面,康宁已取得了一些成果。

研究所建有细胞分子生物学实验室和精神疾病模式动物实验室两大实验室。细胞分子生物学实验室主要涉及呼吸系统、心血管系统等领域,研究内皮细胞信号通路,研究蛋白质相互作用及药物处理,为临床阿尔兹海默症、肺动脉高压、病毒性心肌炎的研究打下基础;精神疾病模式动物实验室现已建有抑郁症、焦虑症、多动症等多种疾病的斑马鱼模型,为临床早期诊断和后期治疗提供支持。

最让管伟立自豪的是,经过20多年的发展,康宁打造出了一支结构合理的人才队伍。康宁采取灵活多样的引才、留才、用才策略,积极打造"院内教学"基地,组建包含主任医师、副主任医师、主治医师的师资团队。

但在管伟立看来,温州康宁医院作为一家三甲医院,又是国家临床重点专科、国家医生联合规培基地,不应当只培养自己医院的医生。2016年,温州康宁医院与温州医科大学联合创办了浙江省首家精神医学学院,并开始招收应届硕士和本科学生。管伟立说:"这是一件水到渠成的事情。"早在2014年,康宁连续3年委托温州医科大学定向培养临床医学专业（精神卫生方向）5年制本科生。之后的2018年，学院开始招收"5+3"首届本硕连读学生，打造精神医学人才培养的"黄埔军校"。

2019年，双方再次携手，组建温州医科大学精神卫生中心和温州医科大学心理卫生中心，为精神卫生学和心理学的学科建设与临床治疗提供新的平台，进一步为中国精神医学行业培养人才。

自身造血功能的提升，是管伟立能够将康宁品牌做强的底气。管伟立要带领康宁，一起去探索研究精神科学，让被束缚于精神疾病的生命，通过关注、安慰与治愈，在专业中得到体面与尊严。

知苦后，锚定爱

《医路逐梦——浙江社会办医纪实》采写组在采访管伟立的前一晚，看到了康宁医院大厅的这样一幕：夜已至，没有开灯的地方，一位清洁工手机里放着音乐，她是愉快的。

管伟立说，康宁的目标，是打造有爱的医院。管伟立认为，精神疾病患者只是病人，不是社会的异类；精神科医生也就只是医生，同样不是医生中的异类。不必对精神科医护人员有额外的眼光。对于爱与关怀这件事，管伟立始终看重。康宁有一个部门，叫关怀部。对患者要有爱，对员工要有爱。他希望，在康宁的所有人，都能够得到尊重。

上年的感恩节前后，苍南康宁医院还特意为精神疾病患者举办了"感恩遇见"的活动。在留言墙上，患者与员工都写下了自己的心声。患者感恩工作人员，是因为工作人员的细心照料；工作人员感谢患者，则是因为患者日常给予的小感动。与想象中紧张的医患关系不同，管伟立将爱传递，一点一滴修复着失控与戾气。

浙江良好的营商环境为康宁"施比受更有福"的理念的提出创造了条件。管伟立说，是浙江的土壤让康宁有了发展的机会。2006年，所有精神科医院经历了第一次等级评审。在康宁发展的第10个年头，康宁获得了三级乙等的级别。在2012年第二轮医院等级评审中，康宁获得了三级甲等的级别，他说："这不是偶然的现象，而是公平的文化。浙江对评审工作是严肃的，浙江的专家是公平公正的，不会因为医院公立与民营的属性不同而差别对待。"

2018年3月，康宁凭借独特的经营管理与发展模式，被收录至哈佛大学商学院案例库，成为中国首个被收录的医院案例。哈佛大学中国基金会主席、哈佛大学中国研究T. M. Chang讲席教授柯伟林说，康宁自创办以来，仅用20年时间，实现了由"生存问题"向"发展问题"的根本性转变，并在香港成功上市，推动医院转型发展，走出了一条具有中国特色的民营医院成功发展之路。

康宁让世界看到了中国优秀企业的发展以及中国精神卫生事业的进步。管伟立则在崛起中将社会办医之路看得更加清晰："在中国医改中，公立医院是左腿，民营医院是右腿，只有两条腿同时发展了，才能到达一个理想的状态。国家鼓励社会办医，而民营医院真正做到让效率更加突出，资源配置更加合理，才能让患者享受有品质的服务，具有医疗获得感。"

管伟立信奉平台效应。他不仅让患者享受优质的医疗服务，更在康宁为精神医学搭建了一个可交流、分享的平台，让康宁的医生们，学有所用，学有所成。

康宁申请成立的海外院士工作站，在不到半年的时间里，引进海外医学教育、住院医师规培模式，并选拔优秀教师及学员赴海外深造。一年一度的康宁精神医学国际论坛上重点关注前沿精神医学，注重临床操作实践研究。管伟立相信，论坛不仅给世界青年科学家提供了舞台，更给了所有康宁医生一个学习的机会。每年，康宁都邀请国内外最优秀的专家学者围绕当下待解决的精神医学问题进行探讨，共同促进精神卫生事业发展。

正如克洛德·贝尔纳（Claude Bernard）在《实验医学研究导论》中所写的那样，致力于真理探求的科学家应当保持他的精神自由与宁静，真正的科学精神应当使我们虚怀若谷。管伟立就是这样一个以科学家的标准要求自己的探索者，盛誉之下，他清楚地知道，社会办医的道路永无止境，自己与康宁要做的事情还有很多很多。

郝德明：社会办医梦

除了自己和党支部书记赵书贵属"50后"外，郝德明的团队里以"80后""90后"为主。郝德明说，他喜欢和怀揣梦想、充满激情的年轻人一起工作，因为他所创办的中国非公立医疗机构协会是一个年轻的协会，而非公立医疗这个行业恰如一个全力奔跑着的少年。

矢志不渝的医疗心，"两个一百年"的中国梦，偕此情怀，"50后"的郝德明在非公医疗的征途上一直坚定向前。过去3天里，郝德明接连到过上海、长沙、北京、杭州4座城市，一天之内跨越南北；未来3天里，郝德明又将踏上温州、上海、深圳，路途迢迢，不辞辛劳。

自创立中国非公立医疗机构协会以来，这样如超人般穿梭不息、奔竞不止的日程，郝德明已持续了好几年。为某医疗集团上市敲钟、给全国眼科院长授课、调研全国口腔博览会、开展全国非公立医院"双评"工作、主持金融健康高管会议……截取郝德明最近一周的日程来看，他的一切事务皆与中国非公医疗紧密挂钩。凡是中国非公医疗发展所需，即是郝德明行之所趋。

社会办医的呼唤

医生出身的郝德明，对于理想的医疗环境有着天然的向往和长期的追求。在他看来，生命的不确定性和技术的局限性需要医疗技术的不断突破，医疗信息不对称则考验着医生的职业素养，而这都呼唤着社会办医来提供更高层次的医疗服务。

长期以来，看病难看病贵的现象一直存在，现有的医疗资源远

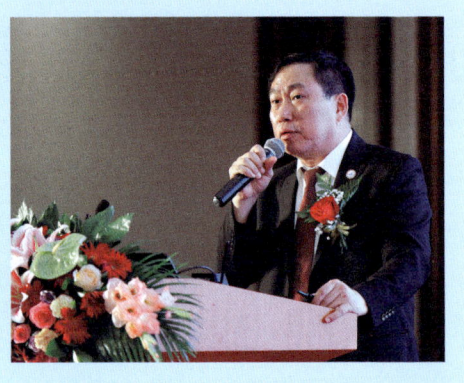

人物名片

郝德明，中国非公立医疗机构协会常务副会长兼秘书长、创始人、法定代表人。英国剑桥大学、上海交大客座教授、国家健康产业研究院专家顾问，全国医师定期考核领导小组原副组长兼办公室主任，中美医疗健康交流协会副会长，多家医疗健康产业投资集团等上市公司专家顾问、独立董事。长期从事医师注册与考核、互联网移动医疗、社会办医投融资、非公立医疗机构评价体系研究与实践相关工作。组织策划编写《中国非公立医疗行业现状与发展前景》《中国社会办医投融资理论与实践》《中国非公立医疗机构第三方评价体系建设》等著作。

远不能满足人民群众差异化的医疗需求。深耕医疗领域多年,郝德明认为,医疗改革的方向即是通过社会办医来倒逼公立医疗机构改革。

"社会办医是关乎我国深化医药卫生体制改革的关键,是我国医疗卫生供给侧结构性改革的重要抓手,是为老百姓美好生活提供多层次多样化、优质医疗服务的有效途径,是健康中国建设的重要组成部分,更是为实现'两个一百年'奋斗目标和中华民族伟大复兴提供健康保障的有力措施。"追问社会办医的意义,郝德明有了下一步的工作方向。

抱着深入社会办医阵地,直接推动医疗改革的理想,郝德明辞去了中国医师协会的职位,一手建立了中国非公立医疗机构协会。协会成立那天的画面始终让郝德明记忆犹新,"当国歌响起,不少非公立医疗人眼泪唰的一下就出来——等了这么久,我们终于有了属于自己的国家级行业组织"。

2014年8月20日,中国非公立医疗机构协会经民政部登记注册成立。几年来,郝德明全身心筹建的协会在跌跌撞撞中迅速成长,迄今已成为中国乃至世界最大的医疗机构行业协会。它是政府与非公立医疗机构之间联系沟通的桥梁和纽带,是推动、指导全国非公立医疗机构发展、反映行业诉求、维护行业权益的中坚力量。

而协会成立之初,呈现在郝德明眼前的,是他从未想象过的场景。当时的中国社会办医状况如何?他看到,社会办医良莠不齐、两极分化,规范行业监管、行业服务极其困难。发展会员,组建各专业分支机构更是无人问津,举步维艰。对社会办医的偏见与歧视,同样殃及协会的发展。那时,他每天问工作人员最多的一句话就是"今天有人来吗"。

为了切实做好行业服务和行业管理,郝德明广招人才,形成了"六个部门"和"两个中心"的架构。在协会成员单位的帮助下,几年间,郝德明足迹遍布全国大大小小上百个城市,调研大大小小的社会办医疗机构近500家。为了在全国层面形成紧密连接、更好地服务于当地的社会办医疗机构,中国非公立医疗机构协会相继成立了总会直属的49个全国性分支机构,指导推进了200余个省级、副省级和地市级地方协会的成立。到了这一刻,对全国各地的社会办医者而言,有了协会,创业就不再是单打独斗、孤军奋战,而是有了一个可以诉说心声、有商有量、互帮互助的地方。

长期以来,社会各界对社会办医误解重重。而处于成长阶段的社会办医,各种问题更是连绵不断。身兼协会常务副会长和秘书长的郝德明总能听到来自一线的抱怨。这个时候,他常常慢条斯理地分析指出:"就医疗改革而言,美国、日本都花了20多年,中国医疗改革才进行了10年,我们刚走完人家一半的道路,遇到问题是难免的。"

郝德明认为,当前医疗改革处在转型期当中,新问题、新情况无可避免,而这一切要通过深化改革来解决。"行业各方都要用发展的眼光来看问题,用改革的方法去推动社会管理。"作为行业组织,以服务的手段来"前置化"影响社会办医健康持续规范发展的问题,最终找到促进问题解决的办法,从而循序渐进地改进,对此郝德明所带领的团队责无旁贷。

医改新动能

国家政策放开以来,社会办医发展迅速。然而,社会办医数量和服务量存在不匹配的问题长期困扰着郝德明。据郝德明统计,2009年新一轮医改以来,发布的有关引导支持、鼓励、加快社会办医的文件超过50个。如今,虽然非公立医院在全国医院中占比65%,但其诊疗量、服务量仅占20%,数量的高占比与低服务量间形成了巨大反差。

身处一线,郝德明敏锐地察觉到问题的苗头所在。无论是投资人及社会舆论对相关政策流露出的不信任,还是医疗资源闲置造成的浪费,这些现象都令郝德明感到痛心。这些更让他意识到,社会办医需要新动能来推动。

郝德明盼望着,盼望着,终于等来了相关文件。2019年6月,国家卫健委、国家发改委、国家医保局等10部门联合印发《关于促进社会办医持续健康规范发展的意见》(以下简称"22条")。

对于"22条",郝德明充满期待。在他看来,相较过去的文件,"22条"更为全面、彻底,可操作性强,预示着更为开放的社会办医前景。一旦"22条"落地兑现,将有效调动更多社会力量参与到医疗服务建设中来,促进社会办医的数量和质量同比增长,推动社会办医由量变到质变。

对于"22条"的出台,郝德明与有荣焉。郝德明"爱说",他敢于针砭时弊、畅谈心声、一吐为快;郝德明"爱写",他善于归纳概括、下笔有神。"爱说爱写"的名声在外,郝德明作为非公医疗的专家也受到国家有关部委邀请,参与了"22条"的修订座谈。

于是，郝德明历年调研所了解到的社会办医的痛点，以及自身对于问题的思考、建议，被提炼成"66页、75条"的《提案》，连同全国其他专家的洞见，被呈到了国务院有关部门，并被吸纳进这份文件中，从而为中国社会办医改革作出贡献。

探索出实效，沉淀得真知。事实上，郝德明一边耕耘着，一边收获着，社会办医的各项理论成果破土而出。据郝德明透露，他动议策划编写的5本著作即将出版，包括《中国非公立医疗机构行业现状与发展前景》《社会办医投资理论与实践》《中国非公立医疗机构评价体系建设和探索》，以及阐述全国非公立医疗机构质量管理方面的《双评指南》和《社会办医行业五年发展年鉴》。

郝德明认为，对于中国非公立医疗机构协会这个年轻的协会而言，不但要有实践的探索，更要有理论的研究。社会办医发展至今，不仅积累了丰富的实践经验，也形成了理论的成果。"这5本书总结了中国非公立医疗机构协会成立几年来的实践与理论研究的精华。我们应该从实践出发做好理论研究，我们也想把这些宝贵的经验分享给全社会，推动全国社会办医发展。"郝德明恳切地说。

郝德明的脚步从未停下。在四处调研的同时，他也在第一时间和浙江本土的社会办医疗机构深入交流，用高层的视野、前瞻的眼光以及专业的认知为医疗机构发展厘清思路。

在郝德明看来，浙江是中国民营经济最活跃的区域，浙江人才济济且注重社会信用，浙江医疗政策完善丰富，多种因素的叠加使得浙江地区社会办医具有天然优势。他认为，浙江的社会办医在近几十年的发展下，已形成百花齐放、各具特色的局面，并涌现了一批全国领先的社会办医疗机构。浙江医疗界应继续发挥社会资本的优势，在全国社会办医方面起到领头羊的作用。

郝德明每天的日程表被各项和社会办医有关的事务活动填充得密密麻麻，他却始终精力旺盛犹如少年。当记者问他每天做这么多工作，最享受的是什么时刻时，郝德明这样回答：

"我的爱好就是工作和开会。行业协会主要通过各种会议来传播信息、动员力量宣传国家政策。如今，社会办医行业参差不齐、鱼龙混杂，很多从业者看不到希望。我每天开那么多会，就是想把最正确的、最前沿的信息带给业内众人，在行业里面树立一批标杆。我们行业协会就是要建立行业标准，树立行规，要通过行业评价，把一流的医疗机构找出来，让大家有一个学习的榜样，有一个标准管理的典范，从而增强这个行业的自信、自律和自强。"

"如今，社会办医已今非昔比，一批规模化、集团化、连锁化、高水平和高质量医疗机构如雨后春笋般出现；社会办医已成为广大有理想、有抱负的医务人员的追求，社会办医一定是我国医改的方向。"郝德明豪情满怀，如此感言道。

路漫漫其修远兮，郝德明将携手中国社会办医人，共同探索未来之路。

吕建明：最重要的事，只有一件

暮春的一天下午，一场细雨之后，杭州的气温降到了15摄氏度。风迎面吹来，柳絮撩拨在湖面上，勾起不深不浅的涟漪，气氛平和而静谧。本次访谈约在问溪山庄。问溪山庄隐在九溪茶园的幽深处，是通策商学院的所在地。

平静的园子，给人一种简明和高效的感觉。穿过柳烟花雾的草坪，沿着石子路走到尽头，吕建明正在湖边和同事沟通工作。不时有员工从临湖的教室走出来，拿着文件或是电话，候在吕建明的周围，见缝插针地汇报。整个下午，吕建明的时间被精准分割，密集安排在问溪山庄：接受视频拍摄、采访，对接项目，以及为当天举行的项目推进会和通策商学院课程做总结。

"在办公桌前面一天坐不到半小时，全部都在沟通工作。"连轴转地飞行、演讲、开会，吕建明对此习以为常。在他背后的通策医疗，是中国第一家以医疗服务为主营业务的主板上市公司，是中国最大的口腔医疗连锁机构之一。作为中国医药具有竞争力的上市公司50

第二篇章
浙江社会办医亲历者访谈

强企业,公司连续多年入选"福布斯中国最具潜力中小企业100强"。

他是通策医疗董事长,更形象的身份,他自己说可以理解为"设计师"。在这个"岗位"上,他目标明确,行动果断。"要实实在在地解决问题,只有解决问题才能有价值。"

不要浪费一场危机

"确信自己的价值,才能在痛苦中安坐。""不要浪费一场危机。"前一句来自叔本华,后一句来自丘吉尔。

新冠肺炎疫情之下,公司运营波动不可避免,然而这并没有让吕建明乱了阵脚。

2020年3月,杭州口腔医院在停顿一个多月后复工,吕建明特地赶到平海路院区考察工作。一楼敞亮的大厅里,就诊患者佩戴着口罩,间隔一米,有序排队。进入院区前,工作人员逐一对他们进行体温检测、手部消毒,并验证绿码及身份证。就诊患者在填写

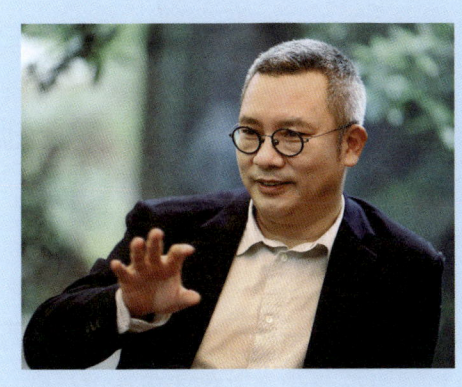

人物名片

吕建明,毕业于杭州大学(现浙江大学)中文系。1995年,成立浙江通策房地产开发有限公司。2003年,成立浙江通策控股集团有限公司。现任通策控股集团有限公司董事长。

"疫情期间入院人员承诺书"后，才能移步至前台挂号。候诊室内一切井然有序。

那天是久违的好天气，他从杭州口腔医院24楼窗台望出去，层层叠叠的楼宇保持着沉静的秩序感，老城区的繁华和市井交织在一起，金色的阳光洒下来，为杭城笼罩上温柔的暖色。

疫情发生后，通策医疗作出了一系列防疫部署：全面消毒防护，创造安心就诊环境；消毒环节环环相扣，严守标准；线上"全程预约服务"，患者通过浙江在线挂号平台或支付宝挂号平台，可以进行分时段提前预约。近日，杭州口腔医院多个院区员工进行核酸、血清抗体检测，覆盖医生、护士、行政人员、保安、保洁人员、食堂员工、医废处理所有员工。细致入微的防疫措施赢得了患者信任，据统计，3月以来，通策旗下院区门诊量较上年同期增长显著。

在此前被迫休假的这段时间，吕建明比以前更忙碌，且通策团队时刻保持着高效运转，以应对突如其来的变化。

吕建明一直在思考。趁着疫情的空档，他"征用"通策旗下的紫萱度假村，"闭关"了两个月。不是真正意义上的"闭关"，他把全国各个院区的高管请过来，每天召开10人以下的封闭小会，梳理接下来的工作。他有时想，多年以后，当他离开今天的岗位，也许会想起这段时光。

在未来计划里，通策医疗口腔板块的营收要达到100亿元，同时兼顾妇科、肿瘤科、眼科，以及其他新项目计划的推进。"我们在2019年下半年就决定了要全面学习丰田TPS管理，重构以客户为中心的组织与流程，把2020年定为深化管理之年。现在，危机变成了另外一双虽然可怕但是有力的推手。"疫情期间,吕建明写了《致全体员工的一封信》,他在信中写道:这个危机给了我们一个暂停、复盘、重启的机会,清除掉被短期业绩驱使的不符合我们长期目标的垃圾缓存,重新思考我们这样的以大型口腔专科医院为主的医疗集团的核心能力、使命、价值到底是什么。

"通策医疗的使命价值,究竟是什么?"在疫情趋于稳定,医院恢复运作一段时间后,笔者把问题抛给了吕建明。

"实际上是提高。提高人们的生活质量、生命质量。更深入地讲,是一种文明的使命。"口腔医疗是一个切入口,他要创造的,是一种生活品质的提升。

他谈到自己的口腔健康管理,"没想到人类的口腔构造这么复杂"。收购杭州口腔医院以前,他对口腔健康认识不深,经营企业的过程也是一个学习的过程。现在,吕建明每个季度都在杭州口腔医院做检查,牙周状态、咬合关系、磨牙情况等,一套检查下来,他要接受不同科室医生的诊断。在杭州口腔医院,这种分类管理、精准服务的模式被称为"CM 团队接诊"。"90%的中国人口腔环境非常差,忽视口腔健康其实是一个蒙昧的状态。一口黑牙,从某种意义上跟随地吐痰一样,是不良习惯的表现。"

他正在尝试扭转现状,给公司定了一个基调——通策医疗绝不是跑到牙科行业来赚取本来就存在的商业剩余价值的。吕建明把牙科医生比作"手工艺人",手工艺人的精细工艺难以标准化、流程化、规模化,无法成为生产环节。通策医疗就是要解决规模化服务的问题,通过组织创新、技术创新、商业模式创新,用通策模式改变生活。

就是害怕落后

换上T恤、背上双肩包，54岁的吕建明重新走进校园，就读于沃顿商学院。因此，他需要在杭州、北京和费城之间飞行，一次学习时间一般为5天，每天6个小时。外籍老师的前沿思维，画出一条条创意曲线，并在吕建明脑海中产生碰撞。关于重返校园的目的，他解释道："用两年时间把管理理论梳理一遍。"

学习对吕建明来说是一种常态。他住所的书柜里堆满各种书。有次朋友问他，为什么有这么多书。他回答："我有一个多年难愈的毛病，每当我心里有一个疑惑时，我就要疯狂地搜索这个领域的书，一次买几十本，然后一小时一本翻过去。最近疑惑比较多，我一个月内买了400多本书。在过去一年中，关于管理学的书，我就买了2300多本。"

吕建明执着的学习状态也在通策集团员工那里得到了印证。一位跟随吕建明多年的员工告诉笔者："老板自己看书，也鼓励大家学习。员工在工作中遇到问题，他都会把相关的书推荐给你。"他总是把专业的问题想得很透，对民营医院发展的趋势、数字化对医疗的变革、医院管理的先进模式等问题都有深度的思考，所以医疗行业专家们会觉得吕建明就是学医出身的。

吕建明当然知道，构建通策医疗庞大的运营体系，光他一个人读书是没有用的。在医疗行业亟须变革的当下，他觉得，最有价值的不是改变模式本身，而是培养模式背后精于创新的人。

打造真正的"学习型组织"是成立通策商学院的初衷。在问溪山庄，常常聚集着通策集团的中高层管理者，他们来自不同部门，彼此配合，推动着通策医疗的快速发展。高效的交流显得尤为重要。以MBA式的案例分析取代自上而下的行政化集中管理，公司领导力建设、后备干部培训、新建医院的运营团队培训，都在这里展开。

在管理团队之外，储备医生是通策医疗保持生命力的另一个要素。"对于人才，不要在乎来来去去，来去都是好事情。'引进来'会带来新鲜的空气、新鲜的血液，'走出去'会带走我们的理念，就像孵化器一样，把我们的医生——孵化出来，不断赋能。"

为此，通策医疗做了不少事情。2015年，通策集团与中国科学院大学联合创办中国科学院大学存济医院，并设立中国科学院大学存济医学中心。2016年，通策集团与杭州医学院签订战略合作协议，双方开展合作办学，联合创办妇幼、口腔医学相关二级分院，并在产学研等方面开展深度合作。之后成立的通策牙学院，以非营利教育培训组织的形式，培养临床方向的口腔领域人才，且每周开展病例评估、分析，在各院区之间、医生之间强化案例交流。

眼下，深耕浙江大本营，通策医疗正在大力推动优质口腔医疗机构和医生"双下沉"到基层，规划目标为3到5年在浙江省内建设100家分院。中文系出身的吕建明颇有浪漫色彩，将这一计划命名为"蒲公英计划"，寓意像蒲公英一样易于生长，期待落地生根。

持续奔跑的动力，源于吕建明"害怕落后"的思想。他曾在几年前的中国（杭州）天使投资大会提道："看着那么多年轻人在成长，而且发展得非常好，这种英雄故事对我们的激励很大。事实上我们就害怕落后。"或许，这也是当年促使他收购ST中燕，从房地产转战大健康产业的动因。终身成长是激荡的大时代赋予他的底色。

真的方法，真的问题

3月的一个下午，吕建明从紫萱度假村出发，一路沿着浴鹄湾、花港公园，从苏堤跑到西泠桥，由西泠印社北坡上山，登乾隆领要阁，穿过绿云径，从西湖天下景至白堤。等他从断桥折返紫萱倚岚阁，天色已经黑了。跑步10余千米，他一身都是汗。

他热衷于运动。在海拔6000米的高原徒步；划皮划艇，从新安江一路到杭州；到大理出差，他沿着洱海，一口气跑了15千米……山河湖海，沿途都是辽阔的风景，沉浸其中，思考、放空，等待灵感突降，这是吕建明追逐自由的方式。

漫漫创业路，一路走到今天，他需要恰当的孤独。

如今通策医疗发展已进入第14个年头，之前的故事早已广为人知。2006年，通策集团拍得杭州口腔医院100%的股权。ST中燕实施资产重组，杭州口腔医院100%股权被注入上市公司，公司的主营业务变更为从事口腔医疗行业的经营和投资。

通策医疗在《2019胡润中国500强民营企业》中排行第220位，截至2020年4月30日市值为393.59亿元。

在商业社会中，金钱不能代表一切，却实实在在地改变了很多东西——生产模式、消费对象，乃至行业本身。

采访中，他时常表现出对现状的不满足。问到工作中最开心的事、最大的成就时，他总是作出"成绩不过如此，做得远远不够好的"自我评价，"总觉得太追求完美，总觉得自己离目标越走越远"。

目前，国内口腔疾病患者数量超6亿人，接受过治疗的仅0.32亿人。世界卫生组织（WHO）对牙医人口比例的建议值为1：

5000，发达国家这一比例为1∶2000。目前中国牙医人口比例不到1∶8000。这之间的数字差，像一记警钟，时刻让吕建明警醒。

"如果只是做简单的连锁医院，这不太有价值。我们要让老百姓受惠，提供质量更高、价格更低的服务，让口腔医疗从手工业向产业化转变。"他知道这种转型很难、很慢，需要强大的力量作为支撑。

通策医疗应对的方法是合作。无论是医院管理还是人际关系，通策医疗都应该有把复杂问题简单化的能力。通策医疗需要一个紧密合作的明星团队，通策医疗做医生的平台，所有人都是平台的一部分。

"越走越远"的紧迫感，促使吕建明持续创新。对标美国最大的医院上市公司——HCA，发展"总院＋分院"模式；对标美国纽约长老会，与国内外知名院校和医学院合作；对标梅奥诊所，采用以患者为中心的团队接诊模式。

以此为基础的社会办医模式得到广泛认可。2018年，时任浙江省省长袁家军在健康浙江领导小组第一次会议上表示，要在全省社会办医上突破，大力推广通策医疗社会办医模式。浙江省副省长成岳冲批示：通策模式对于现有非政府举办医院如何实现转型发展、政府如何创新制度供给，具有重要的镜鉴价值。要求梳理研究、勾勒新型社会办医路子。浙江省卫生健康委员会发布《浙江省社会办医疗机构发展情况（2017年）》白皮书，将通策医疗办医模式列为浙江社会办医模式典型案例。

还有商业模式的突破。诚品书店的商业模式带给通策医疗新的灵感——用大数据做诊断，把优质的力量放在大数据上。通策医疗布局多年，探索着实体世界和数字世界的交汇点。

公司细分医疗行业，在每一个专科垂直领域都发展"医疗＋互联网"的模式，打造技术先进的医疗云平台，构建TMT生态圈。通策医疗还提出融合Technology、Engineering、Art、Medical Science的TEAM理论，用艺术与科技赋能，将医院打造成温情而具有美感的空间。

成绩斐然，吕建明对策通医疗最终的期待又是什么？他回答，深刻改变医疗行业架构，不仅仅是口腔医疗，而是整个健康产业。

要实现这份期待，他知道急不来的。在通策医疗内部的一次课堂上，吕建明为员工们打气。"真正解决问题，这对所有的人，都是一个最高的期待。它起码有四个含义：真的愿意、真的方法、真的问题、真的解决，哪怕只解决一点点。"

在商业世界里，这也许是一种不合时宜的冷静，却也表现出一种不同寻常的力量。他曾向通策集团高管们推荐过一本书，名为《最重要的事，只有一件》。书中写到，当面对无尽的琐事时，只有坚守目标，找到当下应该去做的那一件最重要的事，才能一步步实现梦想。

马建建：股份制医院的弄潮人

马建建有一个梦想。他说，在明尼苏达州罗切斯特小镇上，坐落着美国历史最悠久、规模最大的私立医院梅奥医院。他希望，在家乡浙江海宁这座小城里，能拥有一个中国的"梅奥医院"。怀此梦想，于是他全力打造海宁康华医院。

芳华十余载，马建建的生活与海宁康华医院紧密交织。坚守初心又为人低调，马建建习惯藏身幕后。而这一次，面对《医路逐梦——浙江社会办医纪实》采写组，他一反常态，为自己和医院代言，他表示："海宁康华医院的历程，很好地反映了整个浙江民营医院发展的历史。海宁康华医院走过的道路，也是浙江社会办医走过的道路。"

从曲折中走来，马建建从未退缩。站在创新医疗的新起点上，他无疑将为浙江乃至中国社会办医事业继续发力，弄潮钱塘，矢志不渝。

艰难的开端

2003年初,马建建向海宁市卫生系统提交了创办医院的申请。但很多线索表明,属于马建建的社会办医的种子在更早的时候就被播撒下。

马建建是海宁人。恰如境内名胜——"钱江涌潮"一样,这位海宁子弟身上也涌动着一股奔竞不息的力量,日夜充盈,蓄势待发。早在大学阶段,在繁忙的学业之余,马建建就经营起了皮革厂生意,积累了最初的商业经验。在马建建看来,医疗行业在本质上是一种较为特殊的服务行业,而他早期的商业经验对他后来创办医院、运作资本也起到了启蒙的作用。

在医学院念书的时候,一位老师面对讲台下的青年学生分享了

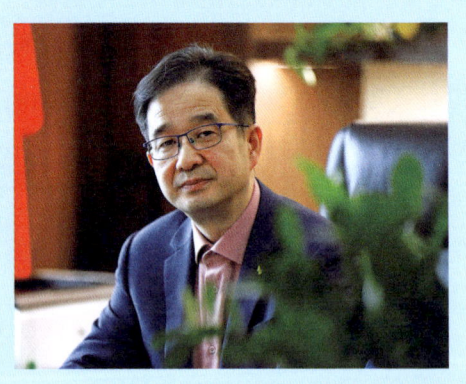

人物名片

马建建,海宁康华医院董事长兼院长,创新医疗管理股份有限公司总裁,浙江省医院学会民营医院管理分会副主任委员。毕业于浙江大学医学院临床医学系,从事心血管内科临床工作20多年,曾获"嘉兴市首批跨世纪专业技术学科带头人后备人才"等荣誉。2015年,参与创新医疗(股票代码:002173)资产重组,使海宁康华医院成为其全资子公司,借力资本市场快速扩大自身业务规模,跨地区拓展医疗服务行业市场。

美国私立医院的办医情况。这是马建建第一次听说民营医院,他想,原来私人也可以办医院,医院还可以这样办。

1995年,马建建在浙江医科大学(现浙江大学医学院)获得心血管专业硕士学位,他婉拒了跟随导师留在浙江大学附属第一医院工作的机会,而是选择回到家乡海宁,加入海宁人民医院心血管科室。

马建建在岗位上勤勤恳恳地付出,被提拔为海宁人民医院的业务副院长,而创办医院的念头始终埋在他心底。幸运的是,在当时的海宁人民医院,马建建也找到了另外两位同道之人,后来,这两人也成了海宁康华医院的副院长。时不时地,3个有着共同憧憬的人就聚在一起,对社会办医的未来和方向进行反复探讨,逐步形成了基本判断。

结合时代环境,马建建等人认为,随着人民生活水平逐步提高、老龄化趋势日益严峻,老百姓对优质医疗资源的需求逐日俱增。由于我国医疗资源主要集中在大城市,县市级优质医疗资源尤其缺乏。"只要我们扎扎实实为老百姓服务,肯定能有一个发展空间。"对此,马建建信念坚定。

当时,马建建等人在海宁卫生系统颇有盛名,无论是医术医德,还是办医理念,都得到了行业内外的肯定。因而,得知马建建等人有合伙办医的想法,几个海宁当地的企业家纷纷为其注资,加上自有资金,马建建一共储备了5500万元的启动资金。经过一年多的审批,他拿到了浙江省卫生厅下发的允许办医的批文,于是辞职打算办医院。

在当时的马建建看来,一切似乎万事俱备,只欠东风。然而,一连串的问题接踵而至,尤其是,医院的落地事宜成了马建建诸人面临的最大挑战。要办一家颇具规模的综合性医院，营造有医护人员、床位、设备保障的医疗环境，同时在交通上方便前来看病的患者，这对医院的场地要求颇高。由于在海宁当地难以落实场地，马建建等人不得不四处奔波，在全国范围内寻找合适的院址。终于，江苏宿迁给了马建建希望，此地公立医院纷纷改制，社会办医风潮正起。看到机会，马建建当即与宿迁某家预备改制的公立医院进行谈判，双方建立了初步的合作意向。

恰在此时，峰回路转。新上任的海宁市委书记力排众议，把海宁市人民政府旧址提供给马建建作为临时的医院场地。市政府大楼，常常是当地地标性建筑，天然地附着着老百姓的信任。通过这个举动，海宁市政府用自己的信誉为马建建背书，对马建建和民营医疗的支持不言而喻。对此，马建建铭刻于心，深深感叹道："民营医院的发展离不开政府的支持，也离不开有开拓精神的领导的支持。"

2007年3月6日，海宁市人民政府旧址所在地，新兴的海宁森桥医院正式开业。刚开始这家医院规模较小，只有100张床位。但对于马建建来说，从2003年初提交申请开始，他花了整整4年时间，一路奔走在如何让医院落地开业这件事上。直到这一刻，他创办医院的念头才有了实际的归属。

经过两年半的过渡时间，海宁森桥医院搬迁至江南大道2299号，改名为海宁康华医院。开业时间为2009年9月29日，对于这个时间节点，马建建这样表示，"这是对国庆节的献礼"。

就是在这一年，新一轮医改启幕，医疗服务体系开始重构，社会办医迎来众多政策红利。契合医疗卫生服务改革的发展方向，马建建带领医院跑出了新速度,在同期浙江综合医院中发展势头"惊人"。

医院开办前3年,海宁康华医院荣誉不断,获得了"浙江省二级甲等综合医院""全国诚信民营医院"等荣誉称号。随后,医院陆续获得"浙江省绿色医院""浙江省平安医院"称号,并入选浙江省社会办医"十佳品质医院",这些都是社会和患者对海宁康华医院最好的肯定。

资本的角力

2015年11月,海宁康华医院经历资本重组,成为上市公司创新医疗(前身为千足珍珠公司)的全资子公司。这是海宁康华医院自身发展的显著成就,这份成就也是属于马建建的。

在浙江社会办医界,海宁康华医院可以看作是一个资本运作的成功案例。正是基于对资本的深刻理解和娴熟运用,马建建成功加速了海宁康华医院的发展,实现了从零开始,到建成拥有100张床位的小型医院,再到如今拥有1500张床位的上市公司全资子公司的飞跃。马建建向记者介绍,与同等规模的医院相比,海宁康华医院最特殊的地方在于,其原始投入较少。除了最初募集的5500万元,以及建造海宁康华医院一期工程时追加投资的2500万元,海宁康华医院后期发展及扩张不再依赖直接投资,而是通过募投项目补充资金,驱动医院做大做强。

水浅鱼虾戏,水深藏蛟龙。资本市场波涛诡谲,即使是善用资本者,在角力过程中也常常应接不暇。在海宁康华医院的发展中,马建建经历了几次与资本角力的危机时刻。"医院要发展,必须跟资本去打交道，也必然会受到资本的影响。资本就是一把双刃剑，用得好可以促进医院的发展，反之杀伤力巨大。"

市场行为的冲突，说到底是理念的冲突。马建建认为，对于一家医院来说，理念就是一盏灯塔，指引人们在前行的道路上不迷失。他常常对同事们说："大家在埋头苦干的时候，在碰到疑问的时候，要抬头看看，我们办医院，最终为的是什么?"

马建建将美国梅奥医院作为榜样，这家传奇医院历经150多年屹立不倒，在全美医院综合实力排名中常年蝉联第一，它长期秉持的理念正是患者需求至上。马建建同样坚持把患者的利益放在首位，扎扎实实为老百姓服务，以弥补政府对医疗投入的不足。

海宁康华医院是一家典型的股份制医院。马建建深知，资本有自己的意志和诉求。从本质上讲，资本是逐利的，追求快速获得回报。马建建也听过业界流传的"资金换人流"的大话，譬如，一次性投入50亿元甚至上百亿元建设医院，然后希望一开张就实现快速盈利。"这无疑是脱离现实的。投入再多，硬件再好，病人都是一个个积累起来的。"马建建表示。

耕耘医疗行业数十年，马建建深知，医院的发展是一个漫长的过程，甚至要经过几代人的努力。他指出，在我国的人文环境下，老百姓往往以经验和口碑为主要依据，来选择就诊的医院和医生，"这种情况决定了医疗的发展规律——医院的品牌建立最终依据老百姓的口碑，老百姓来你这里就诊，归根结底靠的就是对你的信任"。

在道路坦荡、资金富余时，坚持理念出于自信；而在道路未知、资金紧张时，坚持理念则需要勇气。在医院发展的初级阶段，马建建面临的问题是,资金十分紧张,是急功近利地去赚快钱还是坚守初心去顺势发展?

当时,股东中有人拿着海宁某民营医院的例子向马建建质问:该医院规模有限,医院用工人数只有二三十人,一天能实现十几万元的营收;而海宁康华医院用工人数有一百多人,一天却只能做到几万元的营收?

经过分析,马建建向股东解释道:该医院通过广告在短时间内吸纳病人,采取了"宰一刀"的短期路线,但这个趋势无法持续;而我坚持的是做口碑的长期路线。他始终认为,医院要长治久安,必须要遵守医疗质量、医疗安全、医保规定等红线,不论何时都不能逾越。

马建建顶住压力,按照自己的理念坚持办医道路。两三年后,海宁康华医院即进入稳健增长期,长期保持螺旋式上升的态势。他表示,"我们的营收随着服务面的扩大而增加,从而避免了拔苗助长"。

在医院开张3周年之际,马建建统计发现,海宁康华医院占到了海宁市综合医院整体服务量的近六成,这给当地公立医院敲响了警钟,反过来倒逼公立医院改革,且间接影响了公立医院试点医院托管。如此一来,海宁市通过上级优质医疗资源下沉,促进了公立医院服务质量的提升。

一方面出于公立医院的竞争需求,另一方面出于医院自发的扩张需求,马建建萌生了兼并海宁市第三人民医院的想法,这在最初也赢得了股东们的支持。

于是,在海宁市政府的要求下,马建建促成了海宁市第三人民医院与浙江省人民医院达成合作，由后者进行托管。然而，这一协议达成后，马建建兼并海宁市第三人民医院的想法却遭到了股东们的反对。

马建建一心想把医院做大做强，但股东们以快速营利为核心，并不希望拥有一家非营利性医院。理念的冲突直接导致兼并计划失败，这对马建建打击巨大。

经历了几次和原始合伙人的分歧，马建建想要重新寻找支持他的资本，于是转而寻求上市。一番努力后，2015年11月，海宁康华医院经历资本重组，成为上市公司创新医疗的全资子公司。

对于马建建而言，如果曾经的股份制医院尚属一个港湾，而今，他彻底进入了波涛汹涌的大海。整个资本市场具有天然的波动性，跌宕起伏是市场的主旋律，但3年发展下来，马建建有足够的信心和实力于海中掌舵，把握前进的方向。

伯乐相人

2019年5月25日，海宁康华医院募集4.8亿元建设的二期工程正式启用。如此一来，海宁康华医院的医疗环境更加优越、医疗设施更加完善、医疗设备更加先进，不仅增设了内科高级病房、家庭式病房、老年病房，扩大了妇科病区、康复训练区，还增加了放疗中心、高压氧舱等医疗配套用房，食堂和污水处理系统亦得到改建。崭新的住院大楼舒适、温馨、自在，处处彰显着以人为本的气息。

发展至今，作为新型现代化综合性医院，海宁康华医院集医疗、康复、保健、教学为一体，占地面积扩展至115亩，建筑总面积12万平方米，设置床位1500张。

马建建认为，硬件改善是增加医院竞争力的一方面。而医院的软实力更为关键，包括口碑、理念、文化、情怀，其中，人才是医院实现软实力发展的重中之重。长期以来，马建建坚持"两条腿走路"的人才战略。

一方面，大力引进高层次人才。马建建不惜财力，在全国范围内引进高级人才，从源头上提高海宁康华医院的医护人员水平；此外，部分海外医生也被引进，使海宁人在家门口就能享受到优质的国际医疗资源。值得注意的是，由于深知公立医院同样面临人才难题，马建建他们向海宁市卫生局承诺："我们不到海宁的公立医院去挖人。"在长达七八年的时间里，马建建没有从当地公立医院挖走一个人才，避免了当地医生资源的零和博弈。

另一方面，注重人才培养。理念是马建建吸引人才、团聚人才的核心武器。早在大学招生阶段，一有空闲，马建建就亲自参与大学人才招聘。在宣讲会上，马建建通过讲述医院的理念、愿景、文化，以及分享自己的创业史，成功地招揽了一批和他有着类似理念和价值观的青年。对于招聘来的青年人才，马建建十分重视，全程跟踪他们的思想动态，"他要融入你这个团队，首先要认可你。要看到前景，看到希望，他才会真正投入进来，成为你的一部分"。

在海宁康华医院，不少医生在自己的岗位上长期耕耘、锐意进取，形成了过硬的技术本领，特检科副主任黄亚杰就是其中的一个典型。

在海宁康华医院建立早期，刚毕业的黄亚杰就来康华医院求职。马建建通过观察发现，黄亚杰颇具潜力，但他个子略矮，人也长得瘦小。无论从学历还是从外形，马建建判断他做外科医生都没有明显优势。

于是，马建建和黄亚杰促膝长谈。他说，医疗本质依托于医生，临床医生固然重要，但临床医生要发挥最高水平，还得靠检验、病理、心电图等综合科室的配合。而一家综合医院要真正强大，每个部门实力都要过硬。

当时，医院尚未建起心电图部门，在马建建的动员下，黄亚杰走向了做心电图的岗位，从而创建了海宁康华医院的心电图室。为了更好地激励黄亚杰，马建建特地给他树立了一个榜样。他说："我的导师黄元伟教授是浙江省内权威专家，他总是和吴祥教授联袂讲课，而吴祥教授是浙江省心电图的权威。我是我的导师培养出来的，你完全可以把吴祥教授当作你的老师，按照他的方向去成长。"

在榜样力量的激励下，黄亚杰默默奋斗了10年，通过对复杂疑难心电图的诊断和鉴别，为心脏病患者的确诊和治疗发挥了关键作用。

当然，马建建也观察到黄亚杰的技术水平在日益提高，他常常骄傲地跟旁人分享，海宁康华医院的黄亚杰代表了海宁心电图室医生的水平。2015年，中国临床心电学会第十一届心电图大赛，黄亚杰获得一等奖，这让马建建大吃一惊："我一直以为他代表我们海宁水平，但事实上他代表了我们国家的心电图室医生的水平。"至于后来，黄亚杰接连获得华夏医学心电图大赛一等奖、2018网络心电图大赛一等奖等荣誉，则是马建建意料之内了。拥有这样的医生，马建建分外骄傲。

伯乐相人，互相成就。在马建建的发掘与培育下，一个又一个的黄亚杰式人才在海宁康华医院成长起来，他们共同推动医院学科建设与医院服务能力提升。

如今，在人才管理制度逐年优化下，海宁康华医院的人才队伍日益壮大。马建建表示，医院建立第一年，人才流失率接近30%，而近年来，人才流动率维持在个位数，2020年更是达到5%以下。对普遍遭遇人才掣肘的民营医院来说，该数据让马建建分外安心，"伴随医院自身的强大，医护队伍也一点点稳定起来，形成了人才净流入态势"。

潮起钱江、创新未来，这是属于海宁人的拼搏精神；心怀患者、服务百姓，这是属于马建建的坚定信念。

芳华数十载，时光如白驹过隙。海宁康华医院开端虽然艰难，但借力资本市场蓄势奔跑，运营稳健成为浙北地区民营医院的标杆。接下来，马建建将继续带领着康华人，在海宁这座江滨城市，建好他的理想医院，把有温度有特色有品质的医疗服务传递给更多人。

钱培鑫：社会办医者的担当

2020年2月8日，全国抗击新冠肺炎疫情的阻击战陷入胶着。晚上9时53分，一通电话，让钱培鑫经历了百感交集的一夜。

电话来自杭州市卫健委。大意是，希望浙江和康医疗集团旗下杭州各医院派出5名医生、10名护士，参与组建杭州援鄂紧急医疗队，即时组建即时上报，明天出发。

作为集团董事长，接到电话，钱培鑫的第一反应是责无旁贷，但他很快感到焦虑："没有医务人员响应怎么办？员工在湖北受到感染怎么办？"

这样的担心并非空穴来风。和康集团成立十几年来，其经营版图遍及浙江、安徽、江西等地，建有二级以上综合医院或康复医院16家，形成了一个覆盖医疗大健康全产业链的生态圈。尽管如此，其民营医院的底色没有改变。面对疫情的考验，钱培鑫担心，没有荣誉的加持、没有编制的激励，拿什么说服员工？

的确，一直以来，参差不齐的发展现状，让外界对社会办医持

第二篇章
浙江社会办医亲历者访谈

有疑虑和误解。疫情面前,钱培鑫面临的大考,是社会办医者的专业水平,更是社会办医者的良心。

出征

接下"军令状"是本能反应。

和卫健委通完电话,钱培鑫把组建援鄂医疗队的任务抛到集团医管微信群。群里还有3人,分别是曾任浙江省人民医院副院长和浙江省中医院副院长的裘华森,他在和康的职务是集团副总裁;曾任杭州市第六人民医院院长的娄国强,他是"非典"时期"非典"临床指挥中心的联合总指挥,目前负责和康集团杭州地区的医院管理;另一位是杜宝君,集团医疗总监,一位优秀的心内科专家。

平日里,这个微信群组成了和康集团医院管理的最强大脑。此刻,应对疫情的关键决策也从这里输出。"先选出一个队长,再召集各医院院长。杭州地区5家医院,每家抽调3人。"钱培鑫快速梳

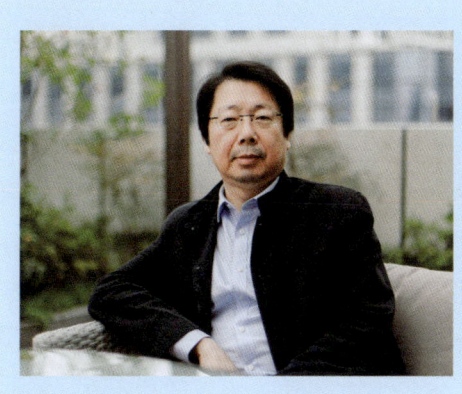

人物名片

钱培鑫,浙江和康医疗集团创始人、董事长,同时担任浙江省社区研究会会长、浙江省社会办医协会第一届常务理事、湖州师范学院客座教授、浙江省浙商经济发展中心主席团副主席、浙江省企业发展研究会副会长等。

理思路。

责任重大,队长的人选,至关重要。"我来带队!"杜宝君第一个报名,成为和康援鄂抗疫医疗队的队长。他也是钱培鑫心目中最佳人选。"其他几位年事已高,宝君有经验、有技术,公司高层带队,召集其他医护人员才有底气。"

钱培鑫起初的焦虑很快消散了。晚上10时10分,组建援鄂医疗队的消息发布到和康集团杭州各医院工作群:"我报名!我请战!""我是党员,责无旁贷……"类似的请战回复超过了200条。这样的"刷屏"让钱培鑫泪目,有人把微信发给医院院长,有人直接找到了钱培鑫,为的都是争取到一个机会,到抗疫一线,支持湖北抗疫。

自告奋勇者,其实各有各的难处。有人新婚不久,有人父母年事已高,有人孩子无人照料……晚上11时30分,15人的队伍集结完成。此刻距离出征时间只剩下不到15个小时。

2月9日早上11时,在杭州康馨康复医院一楼大厅,抗疫队伍出发前共同留影,他们身后的屏幕上镌刻着和康愿景——做一个有良心的医生,办一家有良心的医院。钱培鑫为出征的医护人员送行,他深深地鞠了一躬,说:"很感动、很感谢、很光荣,希望能早日战胜疫情、平安归来。"

这不是和康集团第一次出征湖北。在此之前,1月29日,和康集团第一时间发起"勇担社会责任贡献社会办医力量浙江和康医疗集团倡议书",集团9名湖北籍已返乡的医护人员,率先组建了第一批留鄂志愿服务队。

将两批和康人送到一线,疫区医护人员的缺口依然存在。担心疫情进一步扩散,钱培鑫发动集团全体员工,面向集团旗下10余家医院,招募组建新一批援鄂医疗队。

按下红手印,立下生死状。经统计,来自集团旗下各医院的报名医护人员合计478人,根据各地市卫健委指令做好随时前往湖北地区支援的准备。之后,2月20日,黄山市组建第四批支援湖北的医疗队,和康集团旗下黄山新晨医院护士长吕金芝赶赴一线。至此,和康集团在抗疫一线的医护人员达到25人。

"我相信这样的奋不顾身是出于本能,完全是一种奉献的精神。召之即来、来之能战、战之忘我,这是医务人员的职业情怀。"钱培鑫深有感触地说。

硬仗

钱培鑫喜欢写诗。

3月10日,他在朋友圈里写道:"陌上花开屈指待,但听人歌缓缓来。"同时,他转发了《和康援鄂一线满月纪事》,此时距离第二批浙江和康医疗集团抗疫队伍出征武汉已过去30天。

时间往前推移,队伍到达湖北的第二天,15封来自杭州市卫健委党委的感谢信发到了医疗队员家属手中。信中写道:他们用实际行动诠释了"敬畏生命、救死扶伤、甘于奉献、大爱无疆"的崇高奉献精神,这是他们内心使命的召唤。

是的,唯有医道酬德者,才能在这一场与病毒竞逐的赛跑中义无反顾。医疗队抵达武汉后,分秒必争。培训、熟悉、适应、管理……队员们用最快速度完成全部准备工作,有效开展救治行动。

在这场没有硝烟的战斗中，和康援鄂医疗队的医护人员攻坚克难，克服身体上、心理上、生活上的种种不适，竭尽全力，只为患者能早日康复。

在杭州支援武汉医疗队的带领下，和康援鄂医疗队很快进入工作状态，医生队员分成了4组，护理队员分成了3组，奔赴同济医院光谷院区E1-4F重症隔离病房。

医生负责下医嘱、写病历、查房、讨论病人病情与指导治疗……护士负责皮下注射、发药、静脉输液、测量体温以及生活护理等。他们夜以继日地工作，每天被安排得满满当当。

队员们为患者们进行诊疗护理、心理疏导和生活护理，一天下来，他们浑身酸痛，手被消毒液清洗得泛白、蜕皮，声音沙哑、鼻子红肿，衣服也湿透了。大家在防护服上写上"加油"两字，这既是为自己加油鼓劲，也是为患者送上战胜病魔的勇气。

每天晚上，在医管群里，杜宝君会向钱培鑫汇报当日工作细节。工作进展、人员状况、防疫物资调配，确认过一切安好，钱培鑫才能放心下来。钱培鑫说："你们的老板是我，我不允许出状况，否则无法向你们家人交代。"

3月30日，是队员在武汉同济医院光谷院区重症隔离病房奋战的最后一天。在战"疫"场上，已经整整51天了，15位和康援鄂医疗队队员度过了一段难忘的时光。

确保病患安全转运，确保医护人员零感染，是最后一班队员的艰巨任务。除了转运病患，另外的工作就是繁重的消毒及物品归整。走廊上，有人擦拭监护仪，有人整理治疗车，有人集中回收利器盒，有人正在用双层黄色垃圾袋包裹被褥……

3月30日,和康援鄂医疗队的工作告一段落,钱培鑫写下"陌上花开,英雄归来"的感言。这场疫情带给他诸多思考:"这更加坚定我要以德立院的信念,塑造好和康品牌,坚定了我社会办医的信心。"

信念

误解依然存在。

"疫情中的表现,多多少少改变了人们对社会办医者的印象。都说支持社会办医,但其实是举步维艰的。"辞去公立医院的院长,成立和康医疗集团,10余年的努力,钱培鑫依旧没能消除外界对民营医院的偏见。

2001年开始,医疗政策逐步改革,政府才开始适当鼓励社会办医,社会办医起步晚、底子薄,一切都要靠自己。社会资本源源不断涌入医疗市场。但与此同时,民营医院之间恶性竞争、服务能力不强、医疗水平低下等状况仍然存在。

正如钱培鑫对和康援鄂医疗队员的评价:"逆行诸君,认识与再认识。"疫情让大家看到了社会办医者的担当,民营医院的"仁者"应受到赞誉。

对于偏见,钱培鑫没有过多辩解。他只是默默耕耘,守着办一家有良心的医院、做一个有良心的医生的初心。他努力扭转局面。曾经多年在公立医院工作的经验让他明白,民营医院的机会在于细节与服务。"说实话,当时医疗系统的服务意识、诊治效率等真的是太不尽如人意了。"钱培鑫知道,患者的核心需求并不复杂。"病人来到医院,就希望能够'快点治好病,千万别出事,少花冤枉钱,把我当人待',和康就是要办一家以病人为中心的医院。"

近年来,政府采取多种举措鼓励社会办医,引导社会力量参与医疗卫生事业建设。民营医疗机构一直处在增长的曲线上：2013年民营医院有24709家；2017年突破3万家,达到31056家；2019年末全国民营医院有3.4万家。经历此次疫情后,人们就医心理和习惯或将发生转变,对此钱培鑫有自己的考虑。

"在和康集团各个医院里,我们会更重视中医发展,同时投入新冠肺炎疫情康复设备的研发生产。"他的最终目标没有改变：深耕连锁医院、康复、医养、智慧医疗,让和康成为中国具有影响力的大健康产业集团。

"以人为本,以德立院。"社会办医是一条道阻且长的路,需要专业实力、品牌文化以及社会认同与接纳。

发展社会办医的意义何在？正如钱培鑫在和康集团10周年生日时所言："这是一个变革的时代。于是,我们有机会站在我们投身的这个行业的风口浪尖,一展身手。其实,结果并不重要,重要的是我们见证并身体力行地参与了这场变革的全过程。这是一个重视民生的时代。于是,我们有机会利用自己的才智,在温饱问题解决后这个成为第一民生的医疗健康行业里,崭露头角。其实,成败并不重要,重要的是,我们为人民的健康乃至生命作出了多少贡献。"

戚顺庆：步步初心

"一开始成立的时候，医院只有十几个人，后来每年增加十几人，一步一步走过来，现在已经发展到360多人了。"萧山经济技术开发区医院前院长戚顺庆说，"虽然步子迈得小，但是日日有进步，也算稳扎稳打"。

眼前的戚顺庆穿着黑色的中山装，戴着镶嵌金边的半框眼镜，文质彬彬，精神矍铄。他微微倚在沙发的靠背上，讲述着他社会办医、从事慈善的经历……

迈出第一步

"我们就是在最基层做点小事情。"戚顺庆用了这样的开场白。

说到萧山经济技术开发区医院，就不得不提萧山经济技术开发区，该区在1993年5月经国务院批准为国家级经济技术开发区，是全国首批国家级开发区之一，是浙江省大湾区建设的主战场、杭州市拥江发展的主阵地。

初创之时,中外企业纷纷入驻开发区,随之而来的务工人员也如潮水般涌入。可是,开发区内没有医院,外来务工人员得了小病都无法得到诊治。得了急症或外伤,他们就不得不跑到6千米以外的医院就诊。加之没有公交车,出租车又稀少,看病难问题十分突出。有时候生病了也是一拖再拖,小病往往拖成了大病。开发区群众的就医难问题,戚顺庆看在眼里,急在心里。

戚顺庆是一个古道热肠的人。别人来托他办事,他宁肯搁置自己的事情,也要先为别人解决问题。由此,他结识了许多不同领域的好朋友,这其中包括117医院的一些医生朋友。戚顺庆的朋友们常常会因为看病难问题请他帮忙,希望享受到117医院更规范的医疗服务。

帮的忙多了,戚顺庆就开始思考,是否可以成立一家医院,让开发区更多的人看病不再成为难题?

当时国家社会办医政策还没有放开,建立一家民营医院困难重

人物名片

戚顺庆,杭州市政协委员会原委员,杭州市医院管理学会民营分会会长,杭州市萧山区民营医疗机构协会会长,杭州市萧山区社会组织促进会副会长。

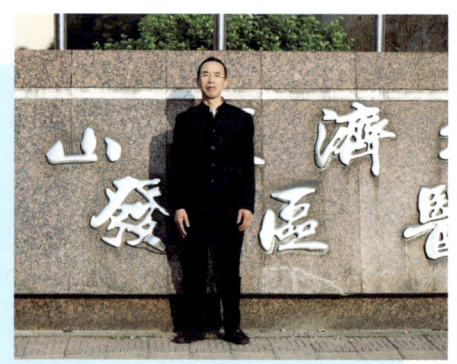

重。在戚顺庆的人生信条里,"成功没有秘诀,贵在不懈坚持"。他认为,只要坚持,梦想总是可以实现的。其实人世间最容易的事就是坚持,最难的同样也是坚持。说它容易,是因为只要愿意,人人都能做到;说它难,是因为能真正坚持下来的,终究只是少数人。

1995年10月,在戚顺庆四处奔波、锲而不舍的坚持下,经过多方努力和支持,依托于117医院医疗资源的萧山分院门诊部成立,这就是萧山经济技术开发区医院的前身,是萧山区第一家民办非营利性医疗机构,发挥着与萧山经济开发区相配套的基本医疗服务功能。

"当时医院的医生基本上是从117医院退下来拥有丰富经验的资深医生,医院刚刚起步就十几个人。我买了一辆面包车,专供医生们上下班。不管怎样,开发区总算有自己的医院了,那些企业职工看病方便多了。"戚顺庆说,"没有强烈的信念,没有不撞南墙不回头的坚持,医院是不可能办得起来的。"回首往事,戚顺庆感慨万千。

之后,经过全面实施"面向基层"战略,医院上下齐心协力努力工作,随后这家成立不久的医院就赢得了患者及他们亲属的认可和赞同。1998年10月,"117医院萧山分院门诊部"正式更名为"萧山经济技术开发区医院"。

就这样,117医院优质的医疗资源下沉到开发区基层民众身边,戚顺庆的心愿初步达成。

发展不停步

戚顺庆的特质是稳扎稳打,"小步不停步,日日有进步"。

萧山经济技术开发区医院作为一家服务于企业职工的综合性医院,20多年来与时俱进,始终坚持着为开发区人民提供优质医疗的初心。"立足开发区,服务开发区。开发区是我家,我家就在开发区!"戚顺庆总结道。

十年磨一剑,2005年,萧山经济技术开发区医院通过了浙江省二级乙等综合医院评审,当时这在萧山区民营医院中属于首家,放眼整个杭州也是首创。进入国家医疗机构的等级评价体系,萧山经济技术开发区医院继续用规范化的标准体系保证质量,保证服务。

萧山经济技术开发区医院是一家民办非企业单位,承担着诸多的公益事业,2017年成立的萧山经济技术开发区社区卫生服务中心所提供的的公共卫生服务涵盖全区15万人口,提供了"六位一体"的医疗保障;为全区2万多名低保住院患者开设"三免一补"床位,免费提供住院服务;设立医师处方最高限定标准,实行"药品零差价";为白内障老人实施免费手术;为开发区承担公共卫生服务……

2011年,萧山经济技术开发区医院获"全国民政部先进集体"称号。"当时还去人民大会堂领奖,浙江医疗机构只此一家。"戚顺庆的语气里满是自豪。2015年12月,萧山经济技术开发区医院和杭州市第三人民医院结合医联体挂牌"杭州市第三人民医院萧山院区",双方携手开创"民建公营"新模式。在公立医院与社会办医机构的资源对接中,这是新的探索。萧山经济技术开发区医院将增挂"杭州市第三人民医院萧山院区"的牌子,杭州市第三人民医院通过人才下沉、资源下沉,帮助开发区医院提升服务能力与服务效率。2016年、2017年通过"双下沉、两提升"工作,输入医院管理和医疗骨干,萧山经济技术开发区医院医疗质量和群众口碑都有了更高的提升。

这种"民建公营"的新型办医模式,将资金、技术、经营进行有效整合,达到优质公立医疗资源下沉,助推民营医疗软实力提升的成效。这既符合国家政策,又能发挥市场优势,从而更好地满足开发区群众的就医需求,也为民营医院的发展提供了有益的经验和借鉴。

在国家重大突发卫生事件前,萧山经济技术开发区医院一直体现着民营医院的担当与社会责任。2003年,抗击"非典"疫情,萧山区7家定点医疗机构中有6家都是公立医院,萧山经济技术开发区医院是唯一一家社会办医疗机构。当时,萧山经济技术开发区医院的住院大楼刚刚建好,戚顺庆第一时间就联系了开发区管委会,把这栋新大楼提供给政府用作萧山的一个隔离留观点,以此来抗击"非典"疫情。他的此举,保障了开发区人民群众的健康,守住了萧山的北大门。

"公立也好,民营也好,只要是医疗机构都一样。我们所做的、所考虑的不应该以金钱为出发点,这都是该做的贡献。"

在2009年的H1N1疫情中,戚顺庆不计成本,把刚刚建成的开发区医院桥南院区拿出来供政府控制疫情所用,和萧山第一人民医院组成医疗救治队,为疫情的防控奉献了自己的力量。在随后2014年的H7N9和2018年的登革热中,开发区医院也是一如既往地,肩负起开发区32平方千米范围内的防疫工作。

此次新冠肺炎疫情，萧山经济技术开发区医院同样开设了发热门诊。针对这次疫情，萧山经济技术开发区医院300多名职工不休不弃，2020年1月22日起就成立领导小组，并成立4个小组（医疗救治、中心防疫、后勤保障、宣传报道），派出20余名精兵强将进行抗疫工作。旗下医院作为全市48个开设发热门诊医院之一，仍然是全区7家定点医院里面唯一一个社会办医疗机构。截至3月16日，萧山经济技术开发区医院除去原有的住院病人，一共开展了门急诊医疗服务10969人次。投入2辆急救车24小时保障全区120急救和全区的疑似病人转运送工作，转运送183次，计215人。开发区集中医学留观点，每天保障"一医一护一驾驶员"。

萧山经济技术开发区医院旗下的社区卫生服务中心分成6个团队，参与"四包一社区"卫生防疫管理，服务6个社区，两个农场（钱江、红垦）及信息港小镇、科技城和鸿达公司、兴达市政。截至2020年3月16日12时，共管理2622人，解除隔离2531人，还有91人在隔离中；同时公共卫生科还为79家工地提供卫生指导和防疫管理，在已经返回的18345名工人中，帮助隔离89人，已解除隔离85人，还有4人在隔离中；选派公共卫生科人员会同区卫健局、住建局对开发区建筑工地进行疫情防控工作督导评估亚运村技术项目、专家项目、运动员项目等工地项目，合计走访督导评估37个项目组；18次为社区隔离人员送医送药。中心公卫科还从2月15日起，承担起开发区内79个工地和亚运村、博奥路隧道等建筑工地的卫生指导和防疫工作，管控12388名工人，帮助隔离82人，已解除隔离76人，6人仍在隔离中。

不计成本，全心投入，是萧山经济技术开发区医院的本色。在创办医院这么多年的过程中，戚顺庆最有获得感的事情，就是开发区医院的医生用医德、医术为病人提供医疗服务，把病人从生死线拉回。"要问心无愧，凭良心做事、对人。"他说道。

人生行稳步

"经营几年，有一定的积累了，我就去买一块地，建一家医院。只有在自己的土地和自己的房子里，才能心无旁骛，走得更稳健。"就这样，戚顺庆慢慢拼凑着自己社会办医的版图，"将自己的定位定好，产业的定性定好，还是比较稳的。医院要突出公益性，要靠持续的发展"。

这些年来，戚顺庆的医院做了许多公益，积累了实实在在的口碑。

戚顺庆是农工党党员，作为民主党派成员，他在建院初期就非常重视党建工作，在他下属所有的机构中，都设有党支部。

1997年，在萧山民营机构里，萧山经济技术开发区医院率先成立了党支部，积极配合经济开发区上一级党委的党建工作。

2012年9月27日，中共杭州市民惠公益事业发展集团总支部正式成立，这是全市首家在新社会组织成立的党总支。戚顺庆作为集团负责人，心系公益，践行着服务社会的愿景。

戚顺庆的定位很清晰——为萧山经济技术开发区的百姓提供力所能及的帮助，戚顺庆经营的几家医院进入了良性发展轨道，开发区外来务工人员基本的就医需求满足了。随着萧山经济开发区的不断发展，许多外来务工人员在这里安了家，新萧山子女的上学问题也出现了。

此时的戚顺庆又有了新的想法，怎么解决孩子们的教育问题？

冲破各种阻挠，戚顺庆建起了一所杭州地区最大的民工子弟学校——萧山区友谊学校，解决了开发区2500名新萧山人子女、600余名贫困生的就学难题。学校办起来了，戚顺庆觉得还要办得好才行。萧山区友谊学校被评为"杭州市平安示范校园""杭州市AAAAA级社会组织""萧山区绿色学校""萧山区花园式单位"。戚顺庆也因此获得浙江省教育系统"绿叶奖"、浙江省"教育十佳风云人物"等荣誉。

"懂得感恩，才能去帮助更多的人。"戚顺庆说。他认为，作为单个的社会成员，我们都生活在一个多层次的社会大环境中，都首先从这个大环境里获得了一定的生存条件和发展机会，也就是说，社会这个大环境是有恩于我们每个人的。因此，感恩应该无处不在。有人向我伸出温暖的双手，解除生活的困顿；有人为我指点迷津，让我明确前进的方向；甚至有许多人，就如我们这许多的员工，是用他们的肩膀、身躯把我擎起来，众人的力量助我行走在人生的旅程中……能不心存感激吗？能不思回报吗？

对于感恩，戚顺庆并不只是说说而已，他下属的每个企业，每年都会组织旅游，让员工可以放松身心。他常常也会投以细致的关怀，行程、餐饮、住宿——都要仔细关照。

"戚董做的事情都是与行公益的心连在一起的，不计较回报，不考虑得失，只要是对社会有益的事情，先做了再说。"戚顺庆的秘书孙伟林颇有感慨地讲到，作为一个陪在戚顺庆身边多年的老员工,他切切实实地感受到了戚顺庆的言行举止践行着热衷公益的初心。

采访结束,戚顺庆带记者来到儿子戚敏敏的办公室。"戚总好!"戚顺庆"一本正经"地给儿子打了个招呼。"我现在已经是一个不'董事'的董事长了,哈哈。"戚顺庆爽朗一笑。

哪怕已经不"董事",戚顺庆仍然心系医院。戚顺庆这一代人,身上都有很明显的敬业精神。"早上六点钟起来,走四五千步路,吃完早饭就去医院。一年365天,基本都会来医院,对我而言,医院就像家一样。人生最大的乐趣,第一就是工作。"戚顺庆说,"前几天,我和一些同龄的企业主交谈,大家也都是停不下来的,心还是扑在企业上。"和这些人一样,戚顺庆除了心系企业,也保持着健身的习惯,如跑跑步、骑骑车,因此,他看着精气神十足,走起路来十分轻快。

戚顺庆床头放着一个笔记本,即使休息,他也念着医院。想到工作上的事情,他就会赶紧记下来。虽然是个好习惯,但他也调侃说:"人老了,记忆也老了!"

问及戚顺庆,办民营医院最大的压力是什么?他说,民营医院最大的困难是人才,民营医院的编制是企业,公立医院是事业编,传统观念中的"铁饭碗"常常导致民营医院的人才流失。开发区医院也面临着人才难题。"医院员工目前的年龄方面,两头大中间小。"戚顺庆说,"这是民营医院普遍存在的。老的医生和年轻医生多,中间骨干力量少,引进一个好的医生,可以带领一个科室,一个科室可以带领一家医院。"

戚顺庆认为开发区医院的发展要坚持走综合化发展路线,同时也要与公立医院错位发展。

"新的医院也在规划当中了,在萧山信息港,有73000平方米。这么大的医院也要运营起来。我们将加强高端医疗合作,努力在医养护一体的基础上更好地为开发区乃至本区域做好服务。"谈到将来,戚顺庆神采奕奕,自信满满,"我们父子俩是没有退路的。只有坚守初心,踏实前行,一步一个脚印向前走下去。"

裘华森：目标导向者

在一个小时的采访中，"目标"这个词被裘华森提及了30余次。这位投身医学领域几十年的医者，是如何一步步成为一个目标导向者？采访过程中面对笔者的提问，裘华森平铺直叙的回答像是标准答案，逻辑清晰，要点明确，不做多余的赘述。如果可以打个比方，那么这场谈话就像冬天里的树木，躯干笔直，枝杈分明，并且扎根土地。

人生浅描

裘华森是"文化大革命"后第一届高考生。有人说，77—78级大学生是中国当时2000多万名青年中的精英，是一个时代的符号。裘华森在当时极低大学录取率的情况下突出重围，考入当时的温州医学院，成为一名大学生。

"1982年大学毕业之后，我就被分配到浙江省人民医院。""当时我是浙江省人民医院第一批正式被分配进去的学生。"他的话语中，这项"第一"带了强调意味。可以看出，裘华森很看重这项经历。

随后在浙江省人民医院，裘华森一干就是20年，从一名医生做到了医院的业务副院长。

2002年，兴办民营医院的浪潮刚刚兴起，抱着试试看的心态，裘华森决定去做第一批"冲浪者"。他辞去了公职和干部身份，在浙江金华广福医院做起了第一任院长。在任期间，裘华森帮助浙江金华广福医院的各项工作进入正轨，为其打牢了今后发展的基础。

回望21世纪初的中国社会办医概貌，无论是政策还是社会环境都还不能满足民营医院健康发展的需求，各项体制机制尚不健全。裘华森举了一个例子，从医生的角度而言，公立医院的医生可以在学术委员会任职，但是私立医院的医生因未有官方的认证，缺少进入资格。这也是民营医院缺少人才的限制因素之一。

在民营医院3年，裘华森逐渐认识到当前投身民营医院并不是

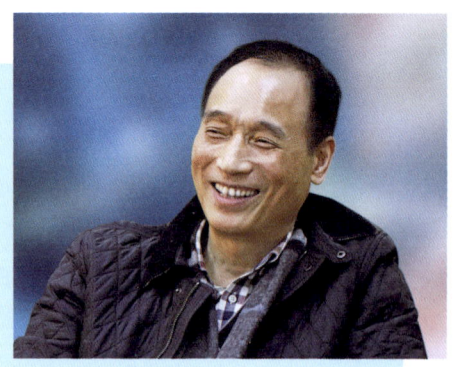

人物名片

裘华森，主任医师、外科学教授、博士生导师，曾任浙江省人民医院副院长、浙江省中医院副院长，现任和康医疗集团副总裁。

最佳的时机，便辞去了浙江金华广福医院院长的职务。他来到浙江省中医院，做了业务副院长。除了医院的常规工作，裘华森开始从事教学工作，评了教授，做了硕导、博导。

在浙江省中医院从医、管理、教学，作为一个医生，裘华森几乎完成了这一职业内所有的身份转换。2015年，裘华森从浙江省中医院退休。

再次投身民营医院

经过3年的筹备，长兴县第二人民医院于2016年正式开张，这是一家由浙江和康医疗集团有限公司与长兴县人民政府合作共建的"民办公助"型非营利性医疗机构。集团董事长钱培鑫邀请裘华森去管理这家医院，裘华森应允了。

长兴县第二人民医院的前身是一家乡镇卫生院，当时医院的医疗水平、工作理念都严重滞后。裘华森到任之后先理顺了医院经营管理的各种关系，为其制定了第一个年度目标：控制成本，养活自己。一年之后，长兴县第二人民医院基本实现目标，医院的发展进入正轨。之后，裘华森回到了和康医疗总部，做了医管部的总经理。

2017年，和康医疗集团已经有5家医院。作为医管部总经理，裘华森与这5家医院的执行院长同心谋划，取得了"历史上最好的成绩"——每一家医院都完成了当年的目标任务；并且与浙江省的医疗政策保持同步，顺利安稳地度过了这一年。

"尤其是2017年的医保管理，在次年的年度审核中过关达标。

这是件很振奋人心的事情，说明和康的道路是正确的。必须要依法依规地管理医院，不能走粗犷型的路线。医疗行业都是干实事的，把老百姓的病看好，服务好老百姓，根据医保政策公开透明收费，这就行了，来不得半点虚伪，得实实在在。"裘华森说。

2017年各医院目标的实现，极大地增强了和康集团执行院长们的信心。裘华森回想起那段时间的收获，他说："能够与大家齐心协力，把医院制定的目标完成好，就是最有成就感的事情。"

2019年，和康医疗已经得到了长足的发展，目前已经有17家医院，正式开张的有13家。这么多家医院的统筹管理重任，再次落在了裘华森的肩上。裘华森被委任为和康医疗集团的副总裁，即集团各家医院的总院长，"我的工作就是负责统筹管理这些医院，确保医院走在民营医院健康发展的道路上，完成集团的工作目标"。根据医院的方针，把病人服务好，把员工服务好，这就是裘华森对集团各医院执行院长的要求。

许多事情知易行难，管理一家医疗集团更是不易。在繁杂的事务面前，裘华森开始抽丝剥茧，仔细梳理。他首先为每一家医院、每一个部门制定明确可落地的细则与措施，再把大的目标分解成一个个阶段性的、稳步推进的小目标，化繁为简。"这些目标必须是要看得见，摸得着的。然后脚踏实地一步一步走下去。"医院3个月要进行一次评估，对组织和员工工作目标的完成情况进行检查，以便督促目标的实现。对于检查的结果奖惩并施，以保证员工团体的活力和积极性。

谈到具体的管理，裘华森认为，管理首先要管人，任务要非常明确，工作要非常认真，整个目标的执行力要非常强。集团要做大做强的事业，就要给予员工具体的发展愿景、良好的发展平台、合理的待遇，用事业留人，用感情留人，用待遇留人。对于和康的员工而言，这里是可以让自己发挥作用的地方，是个可以认认真真工作的地方。员工之间不搞帮派，没有内斗，都是朝着自己的目标去工作。然后通过企业形象的塑造，通过组织各种各样的活动，整个集团就能团结一心，凝聚力量。

让医院每个员工自觉地根据自己的工作职能开心、努力地工作，是裘华森设想中员工的理想工作状态。他坦言，达到这样的状态还有一段距离。这也是他为之努力的管理目标之一。和康未来3年的发展目标已经很明确，裘华森展望着，在和康稳步发展下，3年之后肯定能成为浙江省民营医院的龙头。和康要创办一家三甲康复医院，和温州医科大学联合创办康复学院。不过裘华森也有担忧：和康的高管和员工能否适应集团快速发展的脚步，达到目标？这对集团的核心管理人员提出了更高的要求，"也要求我们继续努力学习，不断在工作中提高自己的能力，才能达到未来3年集团的发展要求"。

当然，在众多的目标面前，裘华森也会有压力。他曾跟医院的执行院长谈过，在民营医院工作，不管年纪大小、资历深浅，每个人都必须面面俱到，没有压力是不会发展的。综观中国社会各行各业，都处于一种积极的、快节奏的发展中。民营医院在社会发展的浪潮中，自然也会受到这种氛围的影响，医院员工每个人都有压力。而正是有这些压力，他们才会有动力去完成目标。

管理者的迷茫与试错

管理能力的形成不是一蹴而就的。时间拉回到1995年,当时还是浙江省人民医院科室副主任的裘华森被任命为医院副院长,一开始他迷茫了,偌大一家医院要怎么管理?到岗之后,裘华森就开始了忙忙碌碌的生活,流转在不同的医院之间,直到现在。

裘华森在浙江金华广福医院任院长时,一开始亲自上阵,给员工培训、上课。3个月的时间,裘华森的嗓子都讲哑了,但是收效甚微,底下的员工对此甚至还产生了抵触情绪。裘华森开始反思自己,到底是哪里出了问题?

细细思索之后,裘华森找到了问题的根源:目标的实施缺少阶段性。裘华森一心想帮助员工实现快速成长,但是每个人对于快速成长的接受能力是不一样的。裘华森及时调整进度,将其改为阶段性的目标管理。3年之后,金华广福医院的医护人员在金华地区的医院考核中居于第一名。从3个月时的反对到3年之后的认可,一边是裘华森对医院管理的实施,一边是医护人员的成长与提升。"他们已经很认可我对医院的管理方法了。"裘华森平静地说着,"面对不同的人群,要采用不同的管理方式,制定与之相适应的管理目标。"

一个肯做事业的人,需要有一个良好的工作环境,在和康,大家都是朝着一个方向,上下一心,努力奋斗。

裘华森认为,没有不好的员工,只有不好的管理者。如果员工不够优秀,首先要从管理者身上找原因——这就是裘华森的管理之道。不管是在金华广福医院、长兴县第二人民医院,还是在他所供职过的其他医院,把员工培养出来,是裘华森放在目标管理中的奠基之石。每个人都有发展潜力,给员工制定合理的工作目标,提供充分的学习机会,只要是力求上进的人,一定会在时间的积累中产生改变的力量。

外科医生依然是最爱

裘华森是医生、教师、院长,是研究者,也是管理者,不同身份之间的转换,让他的人生更富有层次感和厚重感。

"在这么多的身份中,选择一个作为终生的追求,会是哪一个?"笔者问道。

"我当然选外科医生。作为一名医生,把病人的手术做好,让他们的身体恢复健康,这对我而言就是最大的成就。我就是一名普外科医生。"裘华森说道。

在浙江省人民医院当业务院长期间,裘华森积极地学习引进新的技术。微创手术刚刚在国内兴起的时候,裘华森就组织相关科室的医生培训学习。

微创,顾名思义,就是微小的创口、创伤,手术治疗过程中只对病人造成微小创伤、术后只留下微小创口的技术。微创手术包括各种使用内镜操作的手术,如腹腔镜、胸腔镜、关节镜等。美国外科学院在回顾其100年来的成就时,认为前75年是传统外科,越是伟大的医生,手术切口越大;而近25年是微创外科,越优秀的医生,手术切口越小。

"微创手术和一般外科手术相比,优势很明显。"作为肿瘤外科专家的裘华森说，比如说做一个胃癌手术，如果是普通外科做开腹手术，需要在病人腹部开一个20—30厘米的大口子，病人在病床上起码要躺一个星期。切口越大，手术并发症出现、感染的概率就会越高。如果是微创手术，用腹腔镜切除肿瘤，手术的口子只有3厘米左右，病人手术后第二天就可以下床。手术中出血少、风险小，手术并发症出现和感染的概率会大大降低。以前高龄老人查出身体上长肿瘤，要不要动手术成为家人和医生们都非常头疼的问题。生病了总得治吧，但如果开刀，刀口太大，病人年纪大身体不一定能恢复，还可能会引起其他疾病的发生。微创手术对患有恶性肿瘤的高龄老人来说，是非常可行的一种治疗方法。

说起医学专业领域，裘华森显得更加认真、沉稳、自信。医生，是他丰富人生中最基础也是最重要的社会身份。

裘华森在公立医院工作多年，又在民营医院继续从事管理工作，对这二者都有充分的认识。他认为，从办院理念而言，这二者没有什么区别，都是为人民服务，为百姓看病。但是公立医院与民营医院的工作理念是完全不一样的，公立医院做得更多的是针对疾病的工作，民营医院大多数在做健康产业。服务的目标人群业务不一样，适用的国家政策也不一样，民营医院着重在服务和常规的医疗方面发挥作用，提供个体差异化的医疗服务。

"在人生发展的不同阶段，体验不同的工作岗位，也是人所要追求的。根据历史发展的规律，作出不同的选择。在学习中成长，提高自己各阶段的适应能力。现在我仍在学习、总结、管理，以适应民营医疗机构在当前社会快速发展的需要，适应是很重要的。所以我们也没有'倚老卖老'。"裘华森的话逗笑了众人。

幸福时刻

对于裘华森而言，每完成一个目标，就是幸福，是一种充实的感觉，"到我这个年纪，家庭和睦，身体健康，在工作中把一个个目标完成，这就是最大的价值，也是我现在的幸福观"。

多层次的经历让裘华森拥有"立体的幸福感"。在浙江省中医院，他带了40多位硕士、10多位博士。如何指导学生，裘华森很明确，一是临床，二是科研。

通过裘华森的言传身教，学生们的临床实力已经达到一定的水平。"指导学生做科研，首先是选题，培养其问题意识与独立操作课题的能力，并且在关键的地方予以指导。"裘华森说，"就像人体结构图，骨架搭好，具体的血肉需要学生自己去填充。"一名医生的比喻，也颇有医学色彩。

学生学有所成，得到社会的认可，他感到幸福。"曾有一名研究生，被国家卫健委公派出国留学，学成归来，5家省级医院抢着要人。"谈到这里，裘华森言谈间的自豪之情溢于言表。

在学习中，裘华森也感到幸福与充实。他看书，主要看管理类的书，历史类的书也有涉及。因为"以史为鉴"，学习历史人物的管理之道，可以提升自己的管理能力。

2012年，裘华森参加长江商学院的国际管理培训班，他对哈佛大学一位印度裔教授的课程印象尤为深刻。这位教授每天上课就拿一张纸，讲了一个星期。在课堂上，裘华森连眨眼睛的时间都觉得是浪费，他完完全全被课程内容所吸引。现在回想起来，裘华森还能不假思索地说起令他印象深刻的内容：人脑有4个功能分区，对应有4种不同的性格色彩，基于此对不同的人群进行管理，以发挥各自的特长，让总目标得到最大化实现。

学完课程回到医院之后，裘华森很快就开始学以致用。善于发挥每个人的优势与作用，整个团队就会逐渐释放出巨大的动能。后来裘华森还在医院的管理中举一反三，对于医院组织的高层培训，每个管理人员都要学一项可以落地推广的内容。"有一次培训去了100多个中层干部，这100多个人，每人做一项，就能实施100多项。边学习，边教育，边发展，医院才能快速壮大。每个人迈出一小步，积少成多，就是推进集团医院发展向前跨一大步。"

裘华森为什么会有这么强的目标导向性？他坦言是在公立医院的时候被培训出来的，当时学的就是ISO9000质量管理体系。"任何管理的起步首先就是目标管理。"裘华森说。

梳理集团中各家医院的工作目标、完成的状况、进度的推进情况，是现在裘华森每天的工作常态。晚上回到家之后，他还要静心思考，继续进行脑力劳动。虽然人离开了医院，心里却仍然牵挂着医院的管理工作。"在家里干活做家务就算是放松了。"他打趣地说。

当今社会，分工已经极其精细，各个领域都在飞速发展。谷歌前董事长施密特说过：人类从直立行走到2003年的400万年间，一共创造了5艾字节的信息，这个存储量相当于50亿部1G电影。而到了2010年，人类每两天就会创造5艾字节。再到了2013年，人类每10分钟就创造5艾字节，再到今天，人类每1分钟就创造5艾字节。知识的裂变速度令人瞠目。

在这样一个知识爆炸的时代，最好的办法就是像裘华森一样，做一个目标管理者。最好的学习不是追求成为一部百科全书,而是成为某个领域的专家。最有效的学习也并不是盲目的碎片化学习,而是学会树立目标意识,在目标的框架内充实自己。沿着一个一个的目标走下去,等到回望的时候就会发现,背后早已鲜花满地,芳香四溢。

施小柯：时光的轨迹

施小柯从来都不会迟到。这是他从医几十年来一贯保持的作风，时间观念对于医生而言，似乎有着更深层次的意义。采访时间约在了下午两时，中午一点半刚过，施小柯就出现在了稠州医院的大厅，准备走向办公室。

时光和生命，于人类而言是永恒的命题。从生命历程的视角来看，施小柯是追逐时光的人，自定义时光的价值。那么，属于他的时光轨迹是如何铺开的呢？

少年的他

1966年，施小柯虚岁6岁。交了1元钱学费之后，施小柯开始跟着比他大好几岁的同学们，一起进入诸暨的一所小学读书。受"文化大革命"的影响，施小柯在诸暨没待太久，便转入了义乌山村的一所小学，在那里度过了他的小学时光。随后，他回到自己的家乡读完了初中。辗转多个地方,在班上他永远是年纪最小的学生,个头也比别人矮一头,即便如此,施小柯的学习成绩却总能在班里排前3名。聪明和勤奋是他的标志性属性。

"文化大革命"时期由于升学机制不完善,施小柯并没有直接进入高中学习。走出校门的他,"割草、放牛、插秧、割稻、种麦子……无所不做,一干就是5年"。忆往昔,少年的他已经早早开始咀嚼生活的滋味。

辍学数年之后,随着教育政策放开,施小柯决定重新拾起书本。"这是改变命运的第一步,是人生中第一个重要的节点。"他回

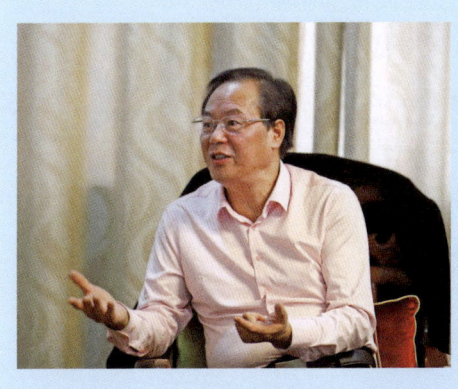

人物名片

施小柯,义乌稠州医院党总支书记、院长,主任医师,原浙江省人民医院骨科专家,擅长各种骨科疑难疾病的诊治。在国内率先实施经椎弓根内固定治疗胸腰段骨折的脊柱外科新技术,并成功开展了浙江省首例断掌再植和双下肢离断再植术。先后开展通过膈神经、肋间神经或颈丛运动支等神经移位治疗完全性臂丛神经损伤,通过显微外科技术实施的小切口腰椎间盘突出症髓核摘除和甲下血管球瘤治疗技术,均填补该项新技术的省内空白。其主持的科研课题《多指多平面压砸性离断再植的临床研究》和《足部复合组织再造拇手指的临床研究》,获"义乌市科技进步一等奖""浙江省医药科技创新三等奖"。2017年,施小柯获"十佳创新管理者"称号;2018年,施小柯被授予"浙江省优秀院长"称号。

想往事时这样说道。1979年,施小柯以216分,即第一名的成绩被楂林中学高中部录取,同期全公社只有3人考上这所重点高中。

几年的高中生涯一晃而过,生活的贫困依然困扰着这个少年。高考结束后的第一天,施小柯就和他的另外两名同学一起,合伙成立了一家蜡烛厂。3个少年,租了一间房子,花了20元钱买了一台蜡烛机,买进原料,打模冷却,生产有模有样地搞了起来。蜡烛生产出来是第一步,销售出去才是目的。为此施小柯跑了江西的11个地市,每个地方跑一家。每一次推销,施小柯都拿到了订单。回来一合计,一共拿了28000元块钱的合同。

"如果我一直做蜡烛生意,高中毕业后的第一年肯定就是万元户了。"施小柯的笑语里,似乎在回忆那个烂漫的少年。

夏日炎炎里,那一年的高考成绩也出炉了,施小柯考了452分,最终他以第三名的成绩被温州医学院录取。蜡烛厂的生意转交给他的父亲,施小柯转换成一名医学生。

步入大学校门,施小柯一心只想做一个最优秀的医生:做什么事情,不做则已,要做就要做到最好。追求尽善尽美是他的人生信条。

几乎所有学医的学生,入学的第一课就要学《希波克拉底誓言》,而且要求正式宣誓。"作为一名医疗工作者,我正式宣誓:把我的一生奉献给人类;我将首先考虑病人的健康和幸福;我将尊重病人的自主权和尊严;我要保持对人类生命的最大尊重……"落地有声的誓言,字字铿锵,贯穿了施小柯的人生。

大学里的施小柯很活跃,他是操场上的运动健将,跑步、跳远、铅球、十项全能,样样名列前茅,他的撑杆跳高学校纪录在20年内无人打破。好的体魄是革命的本钱,他要为祖国健康工作

50年。

在勤奋学习和锻炼身体的同时，施小柯也在坚持勤工俭学。

当别人还在脚步匆匆上下课、赶往食堂的时候，他已经用高考后创办蜡烛厂的收入买了一辆永久牌自行车。在学会了验血型之后，他做起了一份小生意，给其他学生化验血型，每个人收费5角钱，这项创收几乎就可以满足他的日常生活开支。大学五年级的时候，他组织了一场校园范围内的体检活动，邀请了全校最有名的各科教授加入其中。大学毕业的时候，他已经有1700多元的储蓄。不久前温州医科大学请他做学校创新创业学院的外聘教授。施小柯也笑谈说："除了他真的没有更合适的人了。"

走出去

温州医学院5年的学习生涯结束后，施小柯走出了校园。品学兼优的他辗转上海医科大学、华山医院，最后又回到了杭州，进了浙江省人民医院。回想起当时满腔热血的自己，施小柯还是略显激动。"只想学以致用，尽心尽力地为患者服务，别的一点想法都没有。"凡是在1991年到1994年之间所有的浙江省人民医院的断肢再植、神经移植等骨科疑难手术，施小柯都会收到主任的通知：做手术的主治医师。因为他"成功率高"。

过硬的医疗技术获得了患者的认可、领导的赏识，但是随之而来的也有工作的压力。自己承担着一个科室的重任，各地赶来的病人众多，有的时候病房住不下，施小柯甚至会让他们住在自己家。久而久之，这种状态下潜伏的许多矛盾也开始浮现。该进行一些改变了，施小柯心想。

20世纪90年代，处于计划经济向市场经济的探索和转型时期，医疗体制已经开始显现出滞后于经济社会发展的态势。

施小柯进行了一些社会调研，发现中国农村缺医少药的状况非常严重，很多疾病根本无法得到医治。于是他萌生了建立浙江省人民医院义乌分院的设想，至少牵头成立一个显微外科。但是，他的提议屡屡受挫。

"那就走出去"，施小柯产生了自己创业的想法。要离开各类保障健全的省人民医院，施小柯身边的家人朋友都不理解，极力劝阻。必须要闯出一条路，他主意已定。

施小柯回到义乌，试水的第一个项目就是成立近视眼治疗中心。为什么要做这个项目呢？

1994年的时候，施小柯听一位专家说，近视眼通过激光手术可以治疗，而且效果不错。充满好奇心与求知欲的施小柯于是就走访了北京、深圳等地的国内顶尖医院，得到的结果是院方并不看好这项似乎还不成熟的技术。施小柯没有只听一面之词，他要看看接受激光手术治疗的患者，具体有怎样的临床效果。两个月，一共14例手术，后期康复效果达到甚至超过患者预期。

眼见为实，施小柯相信自己的眼光。在饱受争议的状态下，施小柯坚持引进了浙江省第一台PRK近视眼治疗仪器（准分子激光机）。敢为人先是他的重要特质。

20世纪90年代中期的义乌县城，街上连出租车都不多见，更别说出现几台高端的医疗设备。准分子激光机摆在那里，先进的设备与当时的环境格格不入，甚至连负责安装的德国工程师都感到不可思议,在中国十几线小县城街头进行近视眼激光手术宣传,会有人愿意来吗?

打开市场是第一步,为此施小柯制定了一系列策略:前10个病人,治疗若无效果,不收一分钱;若效果达到预期,患者需要送一面锦旗,并在上面公示联系方式。第11名到第30名患者,如果治疗效果达到预期,收一半的手术费用,没有效果不收钱。第31名到第50名收原价的2/3。这样的营销方式当时让人眼前一亮,来报名接受手术的人一拥而上。"做一个成功一个,做一个成功一个……就这样一炮就打响了!"施小柯不无得意地说,"杭州的许多患者甚至都跑来义乌进行治疗。"当时正常的近视激光手术价格是6000元1例。通过成立近视眼治疗中心,施小柯获得了正式创业的第一桶金。

有了这笔本金,他开始施展拳脚做自己最擅长的事情——成立骨科门诊部。"自己看门诊,自己打麻醉,自己做手术,自己还要照看病人,非常辛苦!"骨科门诊成立的第一年里,没几个医生,里里外外、大事小事施小柯都要亲力操持。到后来逐渐发展到7名工作人员,他们辛苦承担着20多个人的工作量。由于采取了全新的管理模式,技术上精益求精、服务上热情周到,施小柯的骨科门诊部逐渐成了义乌地区业务最多、档次最高、效益最好的专科门诊部。几年下来,骨科门诊部有了几百万元的营收。

到1999年,门诊部的规模、条件已严重不适应业务发展的需要,把医院做大做强,最好的办法是成立一家股份制医院。

此时,一个新的转机又出现了。

优秀院长

义乌占称稠州,因境内德胜岩的山峦稠叠而得名。20世纪90年代中期的稠州医院是一家民营医院,虽然有150多名职工,但营业额还不及施小柯的骨科门诊。两年内换了3位院长,稠州医院愈加人心涣散。

1998年底,施小柯开始与稠州医院董事长楼仁通沟通,在3次谈判之后,双方于1999年4月达成合作协议,就这样,施小柯开始担任稠州医院院长一职。他首先确立了医院3年的奋斗目标:第一年定位为"形象年",员工的形象就是医院的形象,提升员工的业务能力和服务水平是当务之急。第二年定位为"影响年",要在树立良好形象的基础上迅速扩大医院的影响力,加强宣传。第三年定位为"效益年",稠州医院既要追求社会效益,更要追求一定的经济效益。在医院宏观的经济战略上,施小柯制定了第一年扭亏、第二年持平、第三年盈利的3年奋斗目标。此外施小柯还事无巨细地进行了人事制度改革、分配制度改革以及机构改革。1999年底,改革初见成效,稠州医院终于扭亏转盈。看到成绩,施小柯决定要乘胜追击,加快医院发展的速度。他集中力量,把资金全部用于医院的发展方面——兴建新的现代化医院大楼。

2001年6月,位于宾王路1号的稠州医院大楼落成并且投入使用,这座高16层、建筑面积2万平方米的医院大楼,凝聚了施小柯的心血与整个医院员工的智慧。施小柯考察过全国许多大医院,哪些好的设计、哪些不好的地方他都心中有数。稠州医院新大楼建设期间,没有请专门的设计师,施小柯是幕后的最佳设计者。他不分昼夜和施工人员一起工作，一起讨论设计方案，力求使这座医院大楼设计新颖、布局合理、方便病人和医务人员使用。

"一方支柱，一尺回廊，一石台阶，在透射着文化底蕴的同时又严格遵循着人性化的标准，时时刻刻为病人着想，安逸舒适，典雅美观，赏心悦目，纵然时至未来，也依然可圈可点。"大楼落成后，施小柯按捺不住内心的喜悦与自豪，写下了这段文字。时光的年轮滚滚向前，留下的是稠州医院的光辉轨迹。经过多年的发展，稠州医院先后获得"全国百强民营医院""全国诚信示范民营医院"，"浙江省十佳品质医院""浙江省文明单位""浙江省平安医院""浙江省卫生先进单位""浙江省健康促进医院""浙江省无烟单位""浙江省十佳职业病体检单位"等30余项荣誉。

在施小柯对医院的顶层设计中，聚人心一直是重中之重。稠州医院通过特色党建品牌汇聚力量，送医下乡、义诊等各类社会公益，都少不了稠州医院志愿者的身影。2014年4月2日，稠州医院总党支被中共金华市委组织部授予"五星级基层党组织"荣誉称号。鉴于稠州医院对社会所作出的贡献，医院连续几年获得义乌市民政局"先进社会组织"称号，是义乌市卫生系统中唯一获得中国社会组织评估等级AAAA级的单位。

医院获得的各项荣誉纷至沓来，作为院长的施小柯也屡屡获奖。2017年，施小柯获得"十佳创新管理者"称号；2018年，施小柯被授予"浙江省优秀院长"称号……"或许是我的人生经历使我懂得了坚持的道理，从而造就了我生命不息、奋斗不止的个性。"施小柯20年前曾写下这句话，现在看来，这一组因果关系也许并不是一成不变的，正是他已经沉淀下来的懂得坚持、奋斗不止的个性，才铸就了他精彩的人生轨迹。

回望过去，在施小柯环环相扣的人生轨迹中，他所走的每一步都在提前为下一步做打算，从苦难的岁月中走出来，串连出时光里专属于他的精彩绚烂。这不禁让人想起《老人与海》里抗击风雨的圣地亚哥，他们的身上，都散发着人性的光辉，人生的伟大，将生命变得厚重、深刻又辽远开阔。

尉建锋：边界内外

新冠肺炎疫情是一面镜子，映照着政府的治理能力，考验着国家公共卫生应急管理体系，也是对10多年来中国医疗信息化整体建设水平的一次检阅。

"互联网是无边界的，疫情期间，互联网医疗为居家不能外出的人们提供了触手可及的医疗服务，助力了疫情的控制。"杭州卓健信息科技有限公司董事长尉建锋说，"反观疫情，对于互联网医疗而言，也产生了一种倒逼作用，至少把行业的发展提前了3年到5年。"

四维空间，智慧闭环

尉建锋是HIT（医疗健康信息化）领域的专家。在他看来，移动医疗是一件值得去做的事，医生在临床中时时会遇到患者的提问，而同样的问题医生可能要回答千遍万遍，这反映出来的是医疗信息不对称，而这往往也是产生医患纠纷的原因之一。

"如果有一种方式，让专业的医疗健康知识被大众所了解，这样医患之间的沟通就更通畅了。这需要后台有庞大的知识库来支撑，移动医疗就是最好的方式。"尉建锋说。

2011年2月，尉建锋创建了卓健科技，梳理出专业的医疗健康知识，构建起信息平台，专注于个人健康管理和健康宣教。卓健的初代产品，在腾讯应用宝的下载量居高不下。毫无疑问，在医疗信息化方面，国内市场需求强烈。作为互联网医疗领域的先驱者，尉建锋还获得了杭州市原江干区"百人计划"A类政府资助。

善于思考是尉建锋的特点之一。他渐渐发现，就算有专业的医疗健康知识，对于普通民众而言，还是要到医院去求医问药。于是尉建锋开始尝试与实体医院进行对接，试图把老百姓获取医疗资源的入口打开。

2012年7月，他开始着手"掌上浙 "的应用开发，产品在研

人物名片

尉建锋，杭州卓健科技创始人、董事长兼CEO。浙江大学医学博士，曾担任浙江大学附属第一医院肝胆外科副主任医师，拥有十几年从医经验。浙江省特聘专家，列入浙江省海外高层次人才"千人计划"，国内"掌上医院"推出者，卓健产品总设计师。

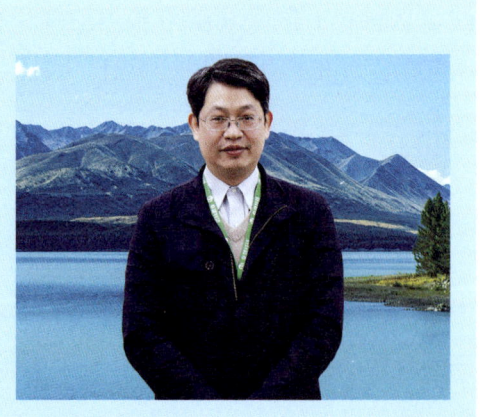

发过程中得到了时任浙江大学附属第一医院院长郑树森院士的首肯和支持。1个月后,国内首创的"智慧医院"App正式对外发布,发布后更是受到了国内医院的广泛关注。这款App主要包括智能分诊、实时挂号、手机查询检查报告、医院地理位置导航、楼层导航、专家医生介绍及出诊信息,另外还提供定期更新的健康资讯和包括疾病库、药物库在内的随身健康百科全书。这样,患者可以获得更便捷的医疗资源,医生也能更加方便管理患者、收集疾病数据、提升自己的业务技能。

现在来看,这款初级的"掌上医院"似乎功能单一,但是在2012年,在互联网、移动端远不如现在普及的情况下,尉建锋的探索颇具开创意义。之后,他在日积月累中让技术更加完善,打造出一个又一个互联网医疗样本。

尉建锋带领卓健团队,针对各家医院的不同情况,为他们推出了特色App,如"浙大儿院""掌上湘雅""掌上长海"等。"这是第一维度,是卓健的1.0版本。"

当时网络安全建设还不完善,国家规定医疗数据要进行物理隔离,为了避免隐私泄露只能通过医院的出口输出给患者。尉建锋就在考虑,怎样能把医院的资源从线下搬到线上?

2014年,基于医生的维度,卓健2.0版启动。在医疗平台把医生的资源纳入互联网,基于医生的视角问诊、开处方、安排后期的检查,在互联网医院可以看到清晰的进度安排。平台上线了专家远程会诊,专家据此可以开具处方。同时也上线了更多的患者服务,通过互联网医院就能预约实体医院的检查,如CT、胃镜、B超等。

随着在互联网医疗领域的深耕,尉建锋在业内也更具话语权。

2018年，卓健参与了由国家卫健委、国家中医药管理局颁布的《互联网医院管理办法（试行）》的制定工作。

卓健发展的脚步从未停下。尉建锋介绍，卓健3.0版是从患者角度进行设计，什么时间到哪家医院进行何种检查，医生不需要参与其中，让患者实现了更加无感化的就医体验；卓健4.0版基于医共体，构建社会公共卫生服务体系。尉建锋说："医疗、医保、医药，基于政府构建三医联动的服务体系，这个方面还需要一定的磨合过程。"

4个版本，4个维度。经过9年的发展，卓健逐步实现了以患者为中心的智慧医疗服务闭环。

据尉建锋介绍，这套服务闭环主要通过以下三大产品线来实现。一是智慧医院。智慧医院即掌上医院、移动远程医院、互联网医院、随访、支付等医院整体互联网化解决方案，并基于平台开展会诊、轻问诊、药事、检验等医疗服务。二是智慧社区，构建区域分级诊疗平台，服务慢病、转诊、家签、随访、医养护一体化和健康宣教等区域卫生业务。三是智慧医教，打造医链云学院、规培、进修、医生考核和考试教育平台，为医生提供患者管理、会诊、问诊、随访等业务服务平台。

尉建锋表示，这三大解决方案旨在全面支持"医疗＋互联网"，优化院内服务流程，实现医疗机构服务模式升级，打造区域智慧医疗服务平台，提升医生专业水平。

这种服务体系得到了全国多家大型三甲医院的认可，并落地了互联网医院，如全国首个公立医院线上院区——浙江大学附属第一医院、全国最大的医联体平台——河南省人民医院、首个委属医院互联网医院——北京医院、接入了继续医学教育信息化平台的北京协和医学院以及智慧医疗综合平台的海南301医院。目前,卓健的互联网医疗体系已经覆盖了全国超过3000家医院。

跨越边界,追逐理想

"普世的心做理想的事",是尉建锋的价值观。

"互联网只是一个方式、工具,对于老百姓来讲,终极目标是让医疗服务变得更加主动化,告诉病人什么时候要做什么样的治疗,去哪里做检查,去哪里拿药,形成医疗服务闭环,打造出无边界的服务场景。即使身居偏远的农民,也可以享受省城医疗专家的咨询和会诊。"这就是尉建锋的理想。他的理想不是凭空产生的,而是基于自己的亲身体验。

2005年,在美国做博士后研究的尉建锋因身体不舒服去了医院,抽血检查完他便离开医院。

半个小时后,他就接到了家庭医生的电话,让他立刻到医院接受治疗。尉建锋完全没有意识到,自己得的是应激性胃溃疡,并且造成了消化道大出血,形势危急。而这一通电话,为尉建锋赢得了宝贵的就医时间。

经过这件事,尉建锋开始思考,国内的医疗信息化还处于非常基础的阶段,我们如果能搭建起智慧医疗服务闭环,就可以及时挽救更多的生命。后来在浙江大学附属第一医院的肝胆外科从业时,他意识到,做一名医生救死扶伤的能力总归有限,而互联网医疗却可以让更多的人受益,尉建锋决定跨越医生身份的边界。

边界是一个特殊的场域。我们要关注在边界发生的事情。2007年从美国回来，尉建锋开始涉足移动医疗领域，在"边界"附近跃跃欲试。一开始，他通过手机报开展健康宣教，后来随着资金、人才各方面筹备的日益完善，尉建锋正式成立了杭州卓健信息科技有限公司。

在当时国内，哪怕是信息化建设非常先进的一些城市，信息闭环也没有完全实现。因为在这个过程中要打通很多的环节，如业务数据、服务闭环、患者管理、家庭医生签约等，甚至还要把上级医院和下级医院的业务进行协同和切分。

社会大环境并不乐观。从一名医生转型成为一位创业者，对于尉建锋而言亦是一个挑战。资金操作、人力配置、外部业务市场拓展、内部管理等方方面面的问题都需要尉建锋解决。"我自己也在不断地学习成长。互联网公司最初的产出有限，有几年入不敷出，这么多问题涌向我，我觉得我都要'怀疑人生'了。"尉建锋笑着说，不见颓意，反而显得豁达乐观。

创业路上荆棘丛生，是大多数创业者都需要面对的问题，越有荆棘，就越说明前面的路鲜有人至，前方还是一片正待开发的未知领域。"互联网医疗这个事情，得有人做，对老百姓、对医院、对政府都有好处。"尉建锋说，"随着国内互联网医院的建设推进，卓健当年已经逐渐扭亏为盈了。"

在卓健构建的互联网医院的体系中，目前大多数是公立医院。随着国家对民营医院的政策逐渐放开，公立与民营医院的边界也在发生变化，民营医院建立互联网医院将成为一片新蓝海。

民营医院建立互联网医院有哪些优势？尉建锋认为，第一是审批方面。公立医院的行政审批流程多，智慧医院推动进程慢。民营医院历来以管理灵活、自主权大以及运营机制灵活为公立医院所不及。第二是资金，民营医院的资本主要来源社会资本，投资方会以市场需求为导向，对医院进行投资和建设。第三是医护团队对于新系统的接受和适应程度，民营医院的医护团队流动性相对大一些，接受度相对高。第四是在智慧云建设方面，民营医院更容易切入。公立医院信息化建设系统多按照单个医院独立构建，医院与医院之间往往形成了所谓的"信息孤岛"，对医院上云建设存有较多戒备。但民营医院选择采用集团化发展模式，在软硬件采购上会倾向于使用云形式，包括云平台、云存储、云中心等。

抗疫风口

2020年春节期间，新冠肺炎疫情暴发，发生新冠肺炎疫情的区域也由最初的湖北扩大到了全国各省区。区域间的隔离、人与人之间的隔离必然会成为控制疫情的基本手段。在大规模的隔离措施下，民众常规的医疗需求该怎么满足？在此背景下，互联网医院站在了疫情的风口。

尉建锋说，就是这短短两个月来，卓健已经为1000多家实体医院上线了互联网医院，累积已有25万次的问诊量。

在常规的互联网医院建设中，医院项目的客户在财务测算、费用审批上要花比较多的时间走流程、审批。为了节省时间，尉建锋当机立断作出决定，承担起互联网医疗企业应有的担当和贡献，免费推出3种面向卫健委、医院的解决方案：一是互联网医院快速门诊版，仅半天即可快速搭建线上发热门诊；二是可进行视频问诊、药事服务、健康宣教等功能的互联网医院综合门诊版；三是整合区域医疗资源的区域互联网医院门诊版，实现远程医疗服务、互联网诊疗咨询服务等功能。

新冠肺炎疫情期间，卓健在短短3天内就在黑龙江全省上线了互联网医院。"卓健速度"的背后，是卓健互联网医院产品体系的实力背书。凭借在互联网医疗行业内多年的积累，以及尉建锋在领域内专家型创业者的地位，卓健的产品体系深入并且成熟。同时，卓健具有清晰的道路规划，专攻于为实体医院做线上的互联网医院，并且一直在朝着一个方向走，"产品方面至少比别人领先两年"，尉建锋非常自信地说。在互联网医院的建设探索中，卓健一直在寻找与实体医院的合作点、互补点，以求得更大的生存空间。

在卓健的众多优势中，尤其值得一提的是卓健团队长期以来对于关键流程的磨合。团队中，有5个主任级别的医生。在HIT领域，越做到深，越需要专业背景。针对病人管理，卓健已整理出来了几十个病种，每个病种都构建出专门的管理模型。

说起创业以来最大的成就，尉建锋最先想到的是团队。"经过多年发展，团队渐渐成长起来了，财务模型也变得好看了，能够养活自己了。从过去直到现在，让我感到最欣慰的是，目前公司正在做的互联网医疗产品体系得到了国家政策的支持，国家出台的相关政策和管理办法让我们在做互联网医疗服务上有据可循、有法可依。虽然这个过程中还会有很多细节上的调整和变动，但政策上的利好还是给企业发展打了一针'强心剂'，让卓健科技能够坚定地去做更多的尝试和更多的努力！"尉建锋信心满满地说。

尉建锋的信心来自对国内互联网医疗发展现状的清晰研判。他认为互联网医疗建设有几个关键性的步骤：第一是数据，包括数据安全、标准化，数据资源的打通。第二是对接医保，线上线下都要打通。第三是互联网医疗的社会接受程度，这需要时间的积累。第四是协调利益关系，主要参与方——医院、医生等供给侧的动力与需求，在这个层次还需要更多关注，关注医院的动力、医生的动力。

尉建锋分析，目前来看，传统医疗机构的互联网化体量还是远远不够的，互联网化的服务模型、产品、流程等内容也需要进一步完善。对于大多数地方来说，病人的问诊、检查、取药必须得去医院，这个模式还是长期存在的。所以互联网医院还有很长的路要走。

如何布局卓健的未来？在尉建锋对于卓健的理想规划中，完善线上线下的医疗闭环、医疗信息化，可以从互联网工具在连接人和人、人和物、物和物这些维度上去考虑。卓健在多年的互联网医疗探索中发现，很多医院数据、医院和医院之间的数据、患者在各家医院之间的数据以及医生和患者之间的信息连接，都是非常碎片化的。因此，在未来10年中，如何将数据安全地融合、更好地连接医患之间，提供基于患者的全程管理是一个大方向、大趋势。卓健会积极努力地探索更多的服务场景，更好地落实产品样板、服务模型。

"忙并快乐着"，这是尉建锋的感悟。他认为把理想变现，一定是一件快乐的事情。公司同事称呼尉建锋为"尉博"，他把自己定位为"尉医生"，现在的他更是一名创业者。在不同的身份边界中游走，尉建锋致力于为更多的人提供无边界的互联网医疗服务。

春分过了，北半球白昼的边界在侵蚀着黑夜，国内的疫情也在渐渐退散……

属于互联网医疗的春天，如同尉建锋所展望的那般，沐浴着东风，款款走来……

游向东：跨界医者

2015年10月29日，《十八届五中全会公报》发布，明确提出"推进健康中国建设，深化医药卫生体制改革"，大健康产业被推向风口。2016年1月18日，浙商创投股份有限公司发布公告，时任浙江大学医学院附属第二医院副院长、心脏中心副主任、心脏超声科主任游向东正式入职浙商创投，担任执行总裁。

2020年6月1日，我国卫生与健康领域第一部基础性、综合性的法律——《中华人民共和国基本医疗卫生与健康促进法》（以下简称《卫健法》）正式实施。2020年6月9日，笔者采访到了游向东，这是他自2016年加入医疗投资行列后，第一次接受采访。

30余年的从医、管理经验，赋予了游向东深刻的行业见解和敏锐的投资嗅觉。如今的他，除了做投资，还是浙大医学专业的硕导、浙大MBA客座教授、浙江省医学会超声医学分会前任主任委员、浙江省医师协会超声医师分会会长。当然，他也是一位医生。"作为一个医生，我会解决一些病人的问题；作为一个管理者，我想用组织的力量去服务更多的病人；现在作为一个医疗产业的投资者，我在想我是不是能够以医疗服务为轴心，联动生物医药、智能装备、创新支付、'互联网＋'等，在产业发展上做一些努力和开拓，扩大我服务医疗的广度和深度。"

或许，游向东的跨界，是一个时代的需要。在医改纵深推进，卫健相关法律正式实施的今天，时代的浪潮将如何翻涌？跨界的游向东，给予了适逢其时的解答。

说到底，我还是一个医生

1987年6月，游向东从浙江医科大学毕业了。毕业后的他，在学校里担任了郑树校长的秘书。郑校长是他的第一位引路人，按现在时髦的话说是第一个"老板"，是影响他一生的导师。担任秘书

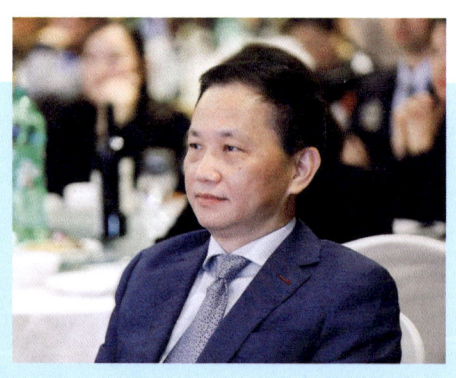

人物名片

游向东，浙商创投股份有限公司执行总裁、管理合伙人，浙商总会医学融合创新中心主任委员，浙商总会大健康委员会执行主席，浙江大学医学院附属第二医院特邀专家、心脏中心特聘副主任，曾任浙江大学医学院附属第二医院副院长、心脏中心副主任、心脏超声科主任。

期间,游向东主导了浙江大学医学院附属邵逸夫医院的筹建工作。看着邵逸夫医院从一片荒芜的"菜地",到一家现代化的医院,游向东记忆犹新。

20世纪80年代,香港知名实业家邵逸夫爵士向浙江省政府捐资,希望建造一所现代化、国际化的医院。建院伊始,邵逸夫邀请了美国罗马琳达大学的医学专家和管理团队全面加盟。游向东回忆道:"我参与过很多医院的设计与规划,但邵逸夫医院是第一家,邵先生不光是捐了一笔钱建造医院,更关键的是,他引入了当时先进的管理模式和医疗技术,他具有前瞻性的想法。"

然而,文化背景各异,经济基础不同,接受美国团队新理念的同时,又要权衡项目的经费和国内的规定,其中的不易可想而知。游向东告诉记者,从医院的设计,到后来的流程管理,安全管理,医疗质量管理,医生、护士、病人的管理等,医院系统共有将近上千条制度。"整个过程中我们都在不断地讨论,甚至可能不断地'争吵'。"

当初仅为了医院走廊的宽度设计,双方都进行了长时间的交流讨论。"当时他们提出的走廊宽度我们很难实现,因为按照我们的想法,要控制成本。设计院的理念是,我们建了这么多医院,从来没建过那么宽的走廊。"但邵先生他们说:"现在看来,甚至觉得还要再宽一些。考虑到两张床位相向而行的情况,边上还会有附带设备和医护人员,走廊必须保证足够的空间。"

国外团队的设计理念,有些是以循证医学为依据,有些是对实际工作经验的总结,还有一些,则是来自现实的"教训"。再多的"不合",在"以患者为中心"思想的牵引下,终能异口同声。

对于毕业不久的游向东来说，或许那是他人生的第一次"跨界"。与国外团队的磨合，逼着他不断地走出舒适区，在未知的领域里挑战自我。他说，这段经历，可能要消化一辈子，直至今日，仍未能完全掌握其中的精髓。

2006年，邵逸夫医院成为中国大陆地区首家通过国际医院评审（JCI）的公立医院。同年，在浙大二院当了16年医生的游向东，开始迈入管理行列。

美国著名管理学家希尔伯特·西蒙（Herbert Simon）说，管理就是决策。游向东的决策信条，不外乎四点：第一，对病人是否有利？第二，对医护人员是否有利？第三，对医院是否有利？第四，对政府是否有利？如果这4个问题的答案都是肯定的，那这件事就可以去做。

游向东的决定，完美地契合了这"四点准则"。他发现，身边许多医生不仅在做临床、做教学，还在做研究。但是把有价值的研究成果转化成产品，再把产品投放到市场，这个过程仅凭医生的一己之力难以实现。

此外，我国医疗器械行业起步较晚，国内的中高端医疗器械大部分依赖于海外进口。中国产业信息网发布的《2015—2020年中国医疗器械行业分析与发展趋势预测报告》显示，当时进口设备在国内市场占有率约为七成，本土厂家市场占有率约为三成。因此，助力技术研发，加快国产设备替代进口设备，将是大势所趋。

游向东坦言："当时比较理性的想法是，有这样一个机会，能够去服务更广泛的人群，那何乐而不为？比较感性的想法是，想换一种生活。"

就这样,游向东又一次走出了自己的舒适区。他说,"跨界"能使他获得更多交叉学习的机会,只有不断提升知识的宽度和细分领域的深度,才能在面对琳琅满目的投资项目时找到对的"感觉"。

在游向东的字典里,医生不仅是一种身份,更是一种态度、一种信仰。

患者与服务对象至上

跨界后的游向东投资的第一个项目,就是杭州明视康眼科医院。原因很简单,"因为像明视康这样的医院,符合我的初心"。

早在游向东看中明视康之前,就有不少投资者找过明视康眼科医院院长郑历,但郑历一直保持着观望的姿态,十分谨慎。

游向东与郑历,都是公立医院出来的创业者,也是旧相识。早年间,为了提升手术技能,郑历特地去市场里买猪、牛的眼睛回家反复练习的故事一直为业界所乐道,游向东早有耳闻。

但打动游向东的,除了郑历无须赘述的精湛技术,还有他"患者与服务对象至上"的经营理念。

"患者与服务对象至上",是浙大二院的核心价值观,也是深植于游向东内心的情怀。他解释,这句话看似简明,实则有丰富的内涵。作为医院,服务的对象不仅仅局限于患者,还包括来医院陪护的、体检的、学习的、进修的,甚至来参观的人员。只要踏进了医院的大门,都是服务对象。更深刻地去理解服务对象是相互的,在医院内部,只有行政人员、医护人员之间相互配合、相互支持,才能为患者提供更优质的服务。

游向东形容明视康眼科医院，是最不像医院的医院，倒像是温馨的家园。舒适敞亮的环境一改医院"沉闷"的现象，医院所有的护士和医生，对患者和家属都细致入微。面对病人或其家属的"十万个为什么"，郑历总会耐心解释，一个小时，两个小时……不厌其烦。

许是经历相似，情怀相通，游向东与郑历仅聊了一次，就敲定了合作。"在每个行业，都存在消费升级，这是一种常态。公立医院患者多，门诊量大，比如浙二的眼科，是国内最好的眼科之一，一天四五千个门诊，每个病人的就诊时间肯定是有限的。那如果有一家民营医院来分流，并提供充裕的问诊时间，让医生详尽地为患者解惑，做一些健康的宣教，我相信一定有这个需求。"

除了资本投入，游向东和他的团队会通过投后管理来实现股东价值的最大化以及资本运作的最优化。比如按照上市公司的要求帮助企业在财务、法务方面进行规范；对接资源，在年会等场合上扩大品牌影响，拓展客户渠道；响应政府要求，助力明视康青少年近视防控的公益事业等。

"我们发挥的作用，就是帮助企业实现良性地、可持续地发展。如果将来企业上市或并购，我们希望大家看到的是一个清清爽爽、规范合法的民营医院。"

明视康的事例，像一面镜子，折射着民营医院的一角。

公立医院是供方市场，民营医院是需方市场；公立医院是准政府运作，而民营医院是市场化运作。虽然二者办医的本质没有根本性区别，但经营管理方法相差甚大。

对一家民营医院来说，技术是核心，人才则是生存发展的关键。游向东认为，目前民营医院主要缺两类人才，一类是专业人才，另一类是管理人才。专业人才必须是学科带头人，在专业领域有所造诣。专业人才通过良好的培训体系，组建人才梯队，形成一种可持续发展的态势和力量。而管理人才，除了懂规划、懂运营，还要懂技术、懂医药，或者懂护理。

近年来，民营医院从野蛮生长到逐步规范，同时，公立医院的体量也在快速扩张。整个行业的人才"饥渴"。只有从源头上解人才之渴，才能从根本上优化医疗服务。

在游向东的心里，"患者与服务对象至上"不仅是一种理念，更是一种传承、一种责任。

我们准备好了吗

细读《卫健法》，不难发现该法有6处提到"非营利性医疗卫生机构"，8处提到"社会力量"。其中该法第二十九条明确指出，鼓励社会力量举办的医疗卫生机构提供基本医疗服务，足见社会办医在医疗卫生机构发展中的重要程度。

有了法律的保障，非公医疗机构的争议止于智者。但社会办医是否从此"上位"？是否前景一片大好？游向东给出了冷静的答案："新时期有新的挑战。"

为推进医疗资源纵向整合、完善城乡医疗服务体系、同步提高县乡两级医疗服务能力，我国从2018年开始全面推行"医共体"的建设。"医共体"全称为医疗共同体，是指以区级医院为龙头，整合区乡两级医疗卫生资源形成的一个紧密的医疗体系。"医共体"建设工作是国家深化医药卫生体制改革的一项重点工作，是解决当前医疗资源配置不均，群众看病难、看病贵，建立分级诊疗制度的一种新型模式。

尽管对于社会办医与"医共体"的关系，卫健委明确指出支持社会办医疗机构加入"医共体"，与公立医院享受同等待遇，但是"'医共体'对人财物形成了一个统一管理，紧密型的利益共享不太适合社会办医疗机构，它们很难将人财物拿出来交给'医共体'去统筹"。游向东说："'医共体'形成后，病人到上级医院就诊，这就意味着，外溢的病人会随之减少。"

另外两个值得关注的医改方向，是药品耗材的集中采购和DRGs（诊断相关组）点数付费。在公立医院，药品实行零差率销售，但在民营医院，是存在议价空间的。药品的集中采购导致价格大幅下降，在老百姓享受政策红利的同时，利润空间被明显压缩。

目前，DRGs点数付费正在如火如荼地推进当中。DRGs点数付费是按病种付费的一种方式，根据患者的年龄、手术与否、并发症等因素，把成千上万的住院病例分为若干个病组，患者按照病组对应的付费标准进行付费。如此一来，倒逼医院加强"病种成本核算"，对医院的综合实力要求也将提高。

挑战与机遇共存。即使有利好政策在推动，但社会办医的性质，或者说，它的"基因"决定了它必须克服"生长痛"，才能具备独立行走的能力。

游向东的语调饱满而激昂："是时候该自问一句，面对挑战，我们准备好了吗？"

他强调,"医共体"的"共","共"的是健康。公立医院与民营医院应发挥各自的优势,通过管理的优化、病人流向的优化、供应链的优化等,来实现合作共赢。局势之下,民营医院应结合自身所长,寻求差异化发展、精细化管理,在运营上注重医疗的同时驱动消费升级,多向消费型医疗去思考,拓展发展空间。

在今后社会办医的市场里,游向东的投资目光将锁定在专科特色明显的综合性民营医院、生物医疗、高端耗材、智能化设备的国产替代、医疗大数据等领域。他说,投资人也面临着挑战。当前进入医疗健康产业的资本越来越多,竞争也日益激烈。

在游向东的理解里,挑战不仅是一种困境,更是一种机遇、一种新生。

郑历：你自己去寻找太阳

一

1995年，世界发生了许多大事，比如世界贸易组织正式成立；中国发生了许多大事，比如党中央、国务院作出《关于加速科学技术进步的决定》，确定实施科教兴国战略。于郑历而言，1995年也是具有历史意义的一年，这一年，他选择投身准分子激光手术事业，成为中国第一批激光近视专业手术专家。

20多年来，郑历为来自全球30余个国家和地区的20余万名患者成功施行手术，带来光明，并悉心指导国内100多家医院开展近视激光治疗工作。他创办的明视康眼科医院，成为中国近视激光治疗界的标杆。

二

1987年,郑历从温州医科大学毕业,顺利考入一家省级医院,成为一名眼科医生。自那时起,对眼科领域的探索和研究,便伴随着郑历的生活沉浮至今。30多年间,医学科技不断进步,医疗设备不断更新迭代,而郑历追随眼科医疗前沿技术的脚步,也从未停歇。

眼科手术是一项极其精细的活儿,最初的仪器没有今天这么精密,在那种条件下,眼科医生需要具备极大的耐心,并背负极大的风险。在采访过程中,郑历多次意味深长地向笔者感叹:"做成一件事,与付出是成正比的。如果想把一件事做到极致,那么,需要付出的代价一定会更多!"

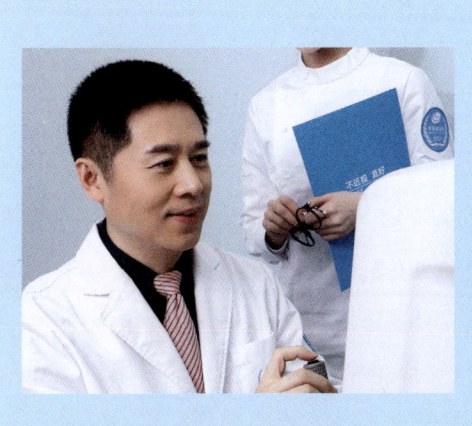

人物名片

郑历,明视康眼科品牌创始人、杭州明视康眼科医院院长、全国著名近视激光专家,国家卫生行业标准"准分子激光角膜屈光手术质量控制"制定组专家、"全国眼科准分子上岗资格考核培训"培训指导及考核命题组专家、美国Alcon视觉质量研究所专家、美国Alcon个性化屈光手术专家组专家、中华眼屈光专家俱乐部常委、浙江省医学会激光医学分会副主委、浙江省发明协会眼科医学专业委员会副主任、杭州市医学会眼科分会副主委。

夜以继日,年复一年以高标准要求自己的时光,在郑历心中悄悄流淌。对眼科前沿技术探索与实践的热切渴望,使得郑历萌生出自己创办眼科医院的愿望。"那时候,总觉得有一种声音在呼唤我,起初让我惴惴不安,后来让我跃跃欲试,发展到最后,让我心潮汹涌澎湃!"面对笔者,郑历的表情变得生动起来,"当我终于决定去更自由、更坦荡地追逐自己的梦想时,我的心情居然变得平静了!"

2001年5月的一天,郑历办好所有的移交手续,慢慢走出供职了14个年头的省级公立医院的大门。"走出医院大门的那一瞬间,我第一次意识到我一直在寻找自己的太阳。我知道这是一条很长的路,我内敛、执着、不善言辞,但我是一个一条路坚持走到底的人。"郑历品一口咖啡,神采奕奕地说道。

2001年6月,里西湖的荷花盛开。那天早晨,阳光正好。郑历创立的明视康眼科医院,在杭城正式开业。

三

踌躇满志、风度翩翩的眼科医生郑历,现在可以按照自己的想法去走自己的路了。至今已为20余万名患者成功施行眼科手术的郑历,说自己永远都忘记不了明视康眼科医院开张后,他做完第一台准分子激光手术时的情景。"那是个20岁左右的小姑娘,双眼高度近视。动完手术,我说你等一下。我近距离端详,然后又走远看她,反反复复好几次。周围的人都觉得我那天的举动有些不可思议。他们哪里知道,这是我,这是明视康眼科医院的第一台手术,真的具有不同凡响的意义。"郑历语气平静。

郑历说，其实从那一台手术开始，他把此后的手术都当成了一次全新的历练。"每一台手术，都是不同的起点，都是不同的高度！我必须要怀有充分的敬畏！"

2003年，明视康眼科医院成立两年。这两年，郑历渐渐在杭城，特别是周边地区有了知名度、影响力。然而，就在这个时候，"非典"疫情发生了。眼科激光手术通常不是急症，甚至不是纯粹意义上的刚性需求，"非典"疫情直接导致眼科激光手术数量锐减。同年，国家工商总局要求医疗行业禁止发布广告3个月，这一举措又掐断了明视康品牌的宣传推广之路。

然而，来明视康眼科医院做眼科激光手术者却出人意外地没有减少。郑历精湛的医技、良好的医德、周密的疫情防控，加上明视康眼科医院先进的医疗设备，让他突然明白，花香蝶自来。医技、医德、医疗设备、服务质量，才是最硬的金字招牌。从此，郑历不再将重心放在打广告做宣传上。

2012年，是明视康眼科医院成立的第11个年头。这一年，台湾地区有位眼科医生在接受媒体采访时表示，眼科激光手术有很大的风险，最终会导致不少接受手术者视力受损。这一说法，在近视激光治疗领域掀起了巨大的波浪，尽管后来被国内外众多专家证明是"以偏概全"，然而在当时，却使得国内各大眼科医院的声誉和经营业绩严重受损，明视康眼科医院也不例外。

面对困境，郑历从未忘记初心，矢志不渝地坚持了下来。郑历向笔者不断重复："每次挫折都是大浪淘沙，是一种洗礼，也是一种机会！事实胜于雄辩，我们追访了大量曾经接受过近视激光治疗的人，结果发现无一例术后视力受损。明视康眼科医院经受住了考验!"

郑历的明视康品牌,如雨后春笋,逐渐成长壮大。

四

创办明视康眼科医院以来,郑历每天都在与患者的交流与手术中度过,多的时候一天要做100多场手术,少的时候也有几十个病例。在不断的临床经验积累中,医院的管理理念和方法也在逐步提升、完善。

为了达到最好的诊疗效果,郑历不惜花重金购买数十台国外最先进的飞秒激光诊疗设备;针对每个病人不同的情况,郑历会设计出不同的诊疗方案。近视、远视手术不同于其他手术,追求的是"锦上添花"。然而一旦手术失败,等于将一双"好好的"眼睛给弄坏了。由于医疗设备、医生技术、患者自身状况等差异,国内外都存在着眼科激光手术失败的案例。虚晃、重影等后遗症,严重困扰了患者的日常生活,为此,一些深受其害的患者叩响了明视康眼科医院的大门。

面对上门求助的激光眼科手术失败者,郑历的心隐隐作痛。他明白患者因手术失败带来的苦痛,但同时也知道对失败的手术进行修复是一种极大的自我挑战。强烈的使命感、责任感让他毅然决定为那些手术失败者做修复治疗。令人惊喜的是,几乎每一例手术都非常成功,患者的视力得到恢复。

一位决定接受修复治疗的老年患者的女儿,曾经握着郑历的手,这样对郑历说:"对于您而言,我爸爸只是您面对的千千万万个患者之一,但对于我来说,我爸爸则是我的唯一。请您一定要想办法让我爸爸重新见到光明!"郑历听后,回答道:"你错了,你爸爸不但是我面对的千千万万个患者之一,也是我的唯一。"

起初是怜惜,后来是接纳,最后变成义无反顾。郑历的明视康眼科医院,让无数双本已失去希望的眼睛,重新恢复光明,最终居然成了真正意义上的全国近视眼二次修复中心。

五

随着明视康品牌影响力的不断壮大,郑历决定承担更多的社会责任。这些年,郑历一直践行在社会公益事业第一线。这里仅举两个例子。

第一个例子是对青少年近视的防控。青少年近视,已经成为全社会都必须面对的现象,郑历告诉笔者:"许多学校主动联系我,希望明视康眼科医院能够提供近视检查。"为此,明视康眼科医院专门投入60多万元,添置了4台电脑验光仪及其他检测检查设备。截至发稿前,明视康眼科医院已经为多所中小学数万名学生做了视力检查,分文不取。

第二个例子是积极帮助贫困者摆脱近视带来的困扰。2019年11月,因为"优视力,更美丽"这一大型公益活动,游泳名将傅园慧和明视康眼科医院决定共同帮助两位来自山区的青年摘掉眼镜,告别近视。手术当天,傅园慧专程来到明视康眼科医院,为他们加油打气。19岁的王洪鑫是其中一名幸运儿,目前正在读高二,家境贫困,他有一个参军的梦想,但由于视力因素无法实现。手术做得很顺利，仅仅花了5分钟就完成了。走出手术室，没戴眼镜的王洪鑫看起来有点萌，不敢相信困扰他多年的近视居然就这么轻松地消失了。傅园慧全程见证了这个"奇迹"的发生，她也心动了。不过由于她正在备战2020年东京奥运会，每天训练强度很大，做激光近视手术之后需要暂时停训，会影响到训练进度，为了不影响比赛，她只能先将这个小愿望埋在心里。她和郑历约定："郑院长，等我参加完东京奥运会，就来找你做手术哦。"郑历会心一笑，欣然答应。整个过程，通过《人民日报》客户端、央视新闻移动网、浙江新闻客户端、腾讯新闻等网络平台全程直播，不少看完直播的人，纷纷为郑历的义举点赞。

六

离开明视康眼科医院，坐在车里，时有阳光透过车窗照射进来。此时，我想到了一直在寻找太阳的郑历。其实，他的太阳就在他的心里。

我祈望世间的每一个人，都能在心中有一个太阳。如果你愿意将心中的太阳高高升起，那么就如阳光普照大地，你的心会因为奉献着人性的光辉，变得越来越纯洁，越来越神圣。

这就如一位名叫郑历的眼科医生。

章友棣：宽广可抵岁月长

无尽的岁月长河，不知所起，亦不知所往。个体生命具有有限性，在漫漫光阴中像一粒尘埃，微乎其微。虽然人们无法抵抗时间的不可逆性，却可以不断延展生命的边界。章友棣就是这样的一个人，在中医骨伤的世界里上下求索，在浩瀚的天地间笃定地行走。

仁心仁术　传承发展

章友棣出身于中医骨伤世家，是章氏骨伤科第六代传人。说起章氏骨伤科，在台州地区早已声名远扬。章氏骨伤科创始于1823年，时至今日已传承七代人，有将近200年的历史，是中国江南骨伤科的代表流派之一。

清嘉庆初年，台州黄岩焦坑乡江田村郎中章正传首创章氏治伤法，救治当地百姓，被黄岩西部山民们所传颂。清道光三年（1823），章氏骨伤疗法（章氏骨伤科）正式诞生。

而后经过数代人的传承,章氏保春堂接骨济世,总结出一套内外兼治、渐成体系的理、法、方、药,研制出汤、丸、散、膏、丹、酒等系列伤药。新中国成立后,章氏骨伤科第五代传人章显法不拘泥于祖传的中医技术,广泛涉猎西医领域,高瞻远瞩地提出中西医结合治疗骨伤。

1954年,伤科章显法诊所开业。那一年,章友棣才两岁,还是咿呀学语的孩童。从小他就沉浸在药香之中,对中医骨伤治疗耳濡目染。谈及幼时,章友棣的眼前总会浮现出一幅画面。黑漆漆的夜里,总有一盏黄色的灯火亮着,父亲章显法的身影在光里面像一幅

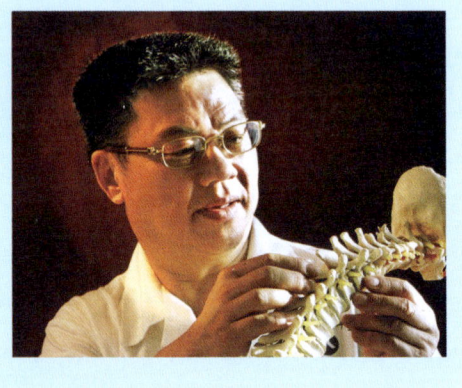

人物名片

章友棣,台州黄岩人,骨伤科、筋伤科专家,市首届名中医,出身于名医世家,为国家级非物质文化遗产——章氏骨伤疗法传承人,台州黄岩章氏骨伤科第六代传人。现任中国人才研究会骨伤人才分会执行会长,全国骨伤科医院学术委员会常务副主席,中国摄影家协会会员,浙江省民俗摄影协会副主席,浙江省企业家摄影协会副主席,台州市第一、第二届政协委员,温岭市第五至第十届政协委员,台州市民营医院协会会长,台州市非物质文化遗产保护专家库专家,台州市摄影家协会顾问,温岭市武术协会顾问,台州骨伤医院董事长,江苏大丰同仁医院董事长,浙江省章友棣骨伤研究所理事长。

油画。白天父亲忙于问诊看病,夜深了,父亲才有自己的时间,思考中医与西医结合的道路,一步步去实践自己的想法。章友棣懂事后,先学着替母亲研磨草药,当归、白芍、苏木、桃红……每一样草药都有自己的气味和功效,人还没桌子高的章友棣默默记着这些。

"有一次,父亲的脚不慎被砸伤,3个跖骨粉碎性骨折。而当有病人需要救治时,他顾不上自己的疼痛,仍然坚持前去治疗。在他眼里,病人的身体比自己更重要。"章友棣回想起来说。相对于医术的传承,章友棣学到的先是关于医德的言传身教。

新中国成立早期,医学事业并不发达,材料科学应用于医学较晚,在骨科治疗方面仍然多采用传统的疗法。病人骨折复位需要长时间的固定,章友棣经常看到父亲用杉树皮作为夹板给病人进行固定。杉树皮柔韧异常,又可灵活造型,这在章家祖传的伤科疗法中已经流传了100多年。

但是章显法也并不拘泥于祖传古方。随着社会经济建设的推进,骨折损伤的情况更加复杂多变,有些创伤需要通过手术的方法来治疗。除了家传杉树皮固定法外,他还引进西医骨科里的石膏固定法与传统手法相结合治疗骨折损伤。这种疗法在20世纪60年代曾作为科技成果展出。章显法对西医领域广泛涉猎,高瞻远瞩地提出用中西医结合方法治疗骨伤,并将各种牵引装置投入临床使用,以达到最佳治疗效果。

在章氏祖传药方的基础上,他独创了"万灵膏""八厘散""金疮定痛散"等,外用或内服均具特效,一直沿用至今;并总结出章氏骨伤的理论基础、手法要诀,形成了完整的骨伤治疗知识体系。

章氏骨伤从章显法开始，走上了一条内外并蓄、中西医结合的新路。

年少的章友棣虽然还不能完全懂得父亲的想法，但是父亲勇于开拓、善于接纳的性格特点深深地影响了他。博采众长，融合创新，这是章友棣从父亲那里继承的第二笔财富。

章显法严以律己，一世清贫，但是给章氏后人留下了"最丰厚"的遗产：章氏骨伤完整的医疗体系知识。他钻研过的一大堆医学典籍和读书心得笔记以及"仁心仁术，传承发展，追求卓越"的核心精神价值，值得第六代传人毕其一生，潜心钻研。

中西结合　兼容并蓄

章友棣16岁的时候开始跟随父亲章显法系统地学医，成为章氏骨伤科第六代传人。勤奋好学的他很快就掌握了祖传骨伤科的心法要旨及秘方，并能运用自如。后来，他已不满足于祖传骨伤科技术，在父亲的支持下，章友棣在1973年赴浙医二院骨科进修，学习西医骨科。与此同时，他还赴浙江中医学院附属医院（省中医院）骨伤科进修深造。20世纪70年代，祖传的医术加上现代医学科技，使章友棣逐渐形成了一套独特的中西医结合治疗骨伤筋伤的方法，疗效非常好。

后来，章友棣从黄岩老家来到了温岭。1975年1月1日，章友棣很清楚地记得那个元旦，他成为原石粘公社防治院的一名临时工。防治院当时是国家最基层的医疗机构。章友棣回忆，当时的防治院一共有6名医护人员，他去了之后，成了007号员工。

在防治院，章友棣遇到了形形色色的骨科病人。有些疑难骨伤，其他医生看了认为需要开刀治疗，但是章友棣说："不用开刀，传统复位加上西医疗法就行。"果然，章友棣的治疗方法被证实可行，这不仅减轻了患者的痛苦，缩短了康复时长，还为病人节省了治疗费用。章友棣的名声逐渐在温岭地区百姓之间口口相传。原本的防治院是靠国家拨款的，章友棣来了之后，医院逐渐开始扭亏增盈。

1981年，章友棣成为防治院一名正式员工。原防治院改名为"石粘镇卫生院"，并且挂牌"温岭市中医骨伤科门诊部"。

"随着医院名气的增加，医院规模也越来越大。不光是门诊病人，住院的病人也在增加，医院不够住了怎么办？就只好租住在附近的老百姓家里。当时我白天看病诊治，晚上还要查房，每天都特别忙。"章友棣说。

忙碌的生活还在继续。1989年底，章友棣承包了石粘镇卫生院。由于医术高超、医德高尚，慕名而来的病人络绎不绝。当时老城北医院房子虽然已作价转让给了石粘镇卫生院，但住院病人实在太多，床位仍无法解决，仍然得租借附近老百姓房子作为住院病房，条件非常简陋、艰苦。

20世纪80年代末，随着社会经济政策逐渐放宽，台州这片地区开始兴起了股份制改革。先从厂矿开始，逐渐衍生到各个产业。当时镇卫生院的规模已经严重限制了发展的需要。章友棣心想，医院能不能也搞股份制呢？于是他就把这个设想层层上报，从卫生局到分管卫生的副县长到市长，得到的答复是"医院搞股份制，也可以试一试"。随后，章友棣便开始了紧锣密鼓的筹备工作。

1993年，开始试点从石粘镇卫生院改制为股份制民营骨伤科专科医院，当时医院名称已从石粘镇卫生院改为温岭骨伤科医院。这是温岭市首家民营医院。同年9月，在章友棣组织下，医院还成功开展了首例断指再植手术。

"所以从1993年到现在，这一试就是20多年。"章友棣哈哈一笑，二十余载光阴似乎就在这爽朗的笑声里面转瞬即逝，"我们就这样风风雨雨地走过来了。现在医院的门诊量越来越多，每天的住院病人有500多人，员工超过600人。以前员工是6个人，现在是600多人。"

问及医院20多年的发展有何成功经验，章友棣略作沉思，他说："第一点是团队协作，发挥集体的力量；第二点是机制灵活，老百姓需要什么医院就着力补足哪些方面。"

章友棣的骨科疗法是世代传承的，在中国传统观念中一般只限于家族内部传承。但是章友棣却并不泥古，在医院的发展过程中，他一直在带徒弟，除了大儿子章鸣、二儿子章仪，他还将自己的医术毫无保留地传给他医院的骨干人员。2011年，医院申报的"章氏骨伤疗法"（中医正骨疗法）成功入选第三批国家级非物质文化遗产名录，成为台州市第一个传统医药类国家级非物质文化遗产项目，章友棣被国家授予"'章氏骨伤疗法'传承人"称号。

《中华人民共和国非物质文化遗产法》规定了传承人在传承方面具有的权利和义务。传承人具有挑选适宜继承人选的权利，也必须履行传承义务，开展传承活动，培养后继人才。

对于章友棣而言，在此法颁布之前，传承医术已经是他人生中重要的一部分。让更多的患者得到及时的医治，让传统医术能够发扬光大,他从没有个人主义的小我,而是以宽广的胸怀包容一切。包容不仅限于传承,对于章友棣而言,还意味着接纳。接纳不断发展的西医医疗理念,接纳与时俱进的医疗设备,并且与自身原有的医疗知识体系融为一体,在融合中创新,在创新中发展。

2014年,台州骨伤医院晋升为国家三级乙等中医骨伤医院,成为浙江省首家三级民营中医骨伤医院,也是台州市首家三级民营医院,同年还成为台州市民营医院协会会长单位。这一年医院购置了德国西门子1.5T超导磁共振,申报的一个手显微外科科研课题获浙江省科技三等奖,同时科技楼(职工宿舍楼)也开始投入使用。2015年,台州骨伤医院成为江西中医药大学实习医院,同时骨外科学入选浙江省第三批非公立医疗机构临床特色学科。这一年,购置的5000平方米6层楼厂房改建为住院病房,17层新门诊综合大楼开始动工建造。

2015年,台州骨伤医院迎来了20周年院庆。时任院长章鸣提出5年内要建设完成新的门诊大楼,申报国家三级甲等医院,打造骨伤科连锁医院集团。

5年之期就在眼前,3个目标完成得如何?记者采访的时候看到,在老院区的旁边,17层医院大楼已经拔地而起,背靠青山,给人一种莫名的安全感。站在17层楼外面的露台,整个温岭市尽收眼底。楼内还在进行最后阶段的装修工作,预计明年初全部投入使用。三甲医院的评审工作已经筹备数年,只等新大楼投入使用之后鸣锣敲响。连锁化的集团建设这些年也一直在布局之中,盐城大丰同仁医院、台州骨科医院、乐清友义骨伤医院、邦尼医疗美容医院,目前由章鸣、章仪负责管理。同时还创办了浙江省章友棣骨伤研究所，助力"章氏骨伤疗法（中医正骨疗法）"这项非遗的传承和发展。

"医院的发展是随着百姓的需求走的，往后社会老龄化现象会逐渐凸显，医院未来也将布局康复养老方面。"章友棣说道。

行世间　心胸辽阔

2020年，章友棣67岁。每天上午，他依然会去门诊为病人进行诊治。采访当日，章友棣完成了例行诊治，回到办公室已经接近中午。眼前的这位长者，丝毫没有疲惫之意，身穿一身休闲装，戴着一顶黑色鸭舌帽，步调轻快，神采奕奕。说话间隙，他时不时还会发出爽朗的笑声。

除了医生这一角色，章友棣有多重社会身份。本职领域，他是中国人才研究会骨伤人才分会执行会长，全国高等中医院校骨伤教育研究会执行会长，全国骨伤科医院学术委员会常务副主席。社会职务方面，章友棣1980年成为政协委员，一直做到60岁；历任台州市第一届和第二届政协委员、温岭市第五至第十届政协委员。在个人兴趣领域，章友棣是中国摄影家协会会员，浙江省企业家摄影协会副主席，台州市市直机关摄影协会顾问等。他已经出版了多部个人影集。新建成的医院大楼病房，也是他的"摄影展示基地"之一。他希望，自己跋山涉水拍摄的风光能给病人带来愉悦的心情。"世界上还有那么多的美景，康复之后一定要出去走走看看。"章友棣这是在给病人增加前行的信念，同时也是在告诉自己，属于自己的"奇遇人生"才刚刚开始。

60岁后,章友棣开始学习英语。国内的大好山河已经尽收眼底,他要走出去看世界,和他的夫人叶荷女一起。他们的足迹已经遍布了大半个地球。等明年医院的"五年计划"全面落实之后,他们计划坐游轮环游世界。

王羲之在《兰亭集序》说道:"仰观宇宙之大,俯察品类之盛,所以游目骋怀,足以极视听之娱,信可乐也。"对于章友棣而言,路上的风景,开阔的心胸足矣,哪怕已近古稀,然宽广可抵岁月长。谁道人生无再少?门前流水尚能西!休将白发唱黄鸡。

问及章友棣,如果现在可以选择的话,最想做的职业是什么?

"那就当个摄影导游吧!哈哈……"他说道。

第三篇章

浙江民营医疗机构盘点

丁香园：健康更多，生活更好

丁香园的故事起始于丁香花。

在哈尔滨医科大学就读期间，李天天留意到学校师生们面对海量的专业信息，尤其是在初次接触网络时，没有足够的检索技巧，并不能充分利用浩如烟海的互联网信息资源，这一发现促使他萌生了建立专业检索网站的念头。

2000年7月，馥郁芬芳的丁香花气息弥漫了哈尔滨市，埋头研究多日的李天天使用丁香命名这个刚建立的网站——丁香园论坛。

多年之后，丁香园的创业故事却在另一座城市里发芽滋长——2005年丁香园迁址杭州，2010年入驻高新区（滨江），这才是故事的真正开端。

落址杭州的缘分

《一年狂卖7.5亿的洗脑神药，请放过中国老人！》、《百亿保健

第三篇章
浙江民营医疗机构盘点

帝国权健，和它阴影下的中国家庭》、长春生物疫苗事件中及时专业的辟谣……丁香园不时揭开保健领域的丑恶盖子，通过科普的方式，把更健康的生活方式带到大众面前。

一直以来，丁香园依靠专业的科普内容，将关于健康的谣言各个击破。丁香园对产品的审核有两个标准——无害、有效，即这个东西首先要是无害的，其次它所宣传的效果要符合实际能够达到的效果，不能做虚假宣传。

比如，何首乌是有很明确的肾毒性的，一些商家宣传它能够生发。另一个例子是燕窝，它的营养价值在很多宣传当中是虚高的，与其花大价钱购买燕窝，不如多吃几个鸡蛋。再比如冬虫夏草，其实际上并没有什么神奇的疗效，乱吃甚至可能还会对身体有害。

"这些案例我们都是本着科普的目的在做，在这个过程中，如果对一些人群的购买和判断产生了正面影响，那是我们乐于见到的。"丁香园创始人李天天说。

在位于滨江江虹路的上峰电商产业园里，丁香园的总部占据了

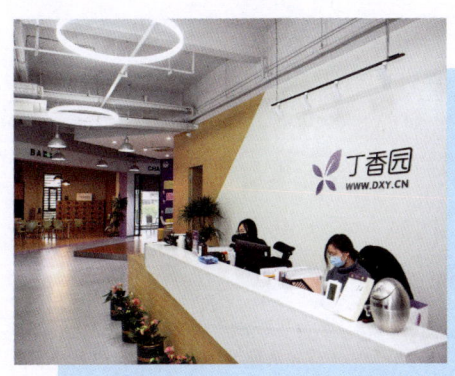

丁香园办公室内景

整整5个楼层,已经快坐不下了。

作为中国最大的医疗领域连接者以及数字化领域专业服务提供商,公司在过去几年里快速发展,打造出了中国医疗产业的新模式。

从最开始的3个人到员工逾千人,创始人李天天与伙伴们一起,在杭州花费了10多年的时间。

2006年,李天天放弃了继续攻读博士学位的机会,全职创业,在丁香园的两位杭州战友——湘雅医科大学博士毕业的张进医生及在制药领域工作多年的周树忠的邀请下,丁香园在杭州安顿了下来。

李天天曾在采访中这样回忆来杭的场景:"2006年5月,杭州一年里最热的时候,我拎了一个特别小的箱子,只装着几件日常换洗的衣服。因为我没准备在杭州待多久啊。当时打算是,在这里注册个公司,做几个月,就回北京。"

然而,在杭州一番创业之后,李天天就再也不想走了。杭州政府对创业者的支持力度大,而且滨江创新创业的生态环境十分好。

"我们最初的办公室是在张进租住的家里,一间不到20平方米的卧室,两台电脑是'公司'所有的办公设备。"李天天说,一个偶然的机会,时任杭州市科技局副局长徐土松听说了丁香园。在他的帮助下,丁香园搬进了市科技局。"这件事情让我之前对政府的那种片面认知被彻底颠覆了,我根本不认识徐局长,从没打过交道,也没有任何亲戚关系。但他对我这样一个毫无背景的'外乡人'能够施以援手,更加坚定了我在杭州落户发展的决心。"

丁香园最困难的时候是在2008年。虽然公司业务已经有了些起色，但赚来的钱都用在了新业务的开拓上。青黄不接，眼看公司的资金链就要断掉，李天天和张进、周树忠将自己值钱的资产抵押给银行，靠贷款维持着公司运营。

彼时，已经有一些感兴趣的投资人开始与丁香园接触，想要投资。由于丁香园在创立之初就是境外股权结构，外汇手续烦琐，同时，一年期的银行贷款马上也要到期了。"那段时间，我们几位创始人如坐针毡，但也无计可施，只能把审批材料按要求递交上去，继续等消息。"没想到从公司开始整理资料递交给杭州外汇管理局，到最后DCM中国投资的A轮200万美元入账，只用了18天时间，实际的行政审批只有8天时间。李天天说，现在回想起来，如果在其中某个环节稍有延误，对企业带来的影响将难以预料。

也是在获得A轮投资的2010年，丁香园落户高新区（滨江）。"当时湖畔花园的办公室不够用，我们开始找新地方。发现滨江是高新区，和我们做的事还蛮接近的。"

事后证明，丁香园选择落户滨江是对的。很快李天天就感受到了政府层面对创新创业的支持。

"比如房租、人才落户等方面，都有优惠，现在我们很多同事还住在滨江区提供的人才公寓里。另外，在外汇登记、政府备案等程序上，也给了很多帮助。"

"外汇登记、政府备案，说起来只是一句话，做起来很烦琐。做企业的，不太擅长这些事，滨江提供了一体化服务，让我们一个窗口就搞定了。"

2014年，丁香园启动C轮融资，42天之内，腾讯完成了意向、谈判、尽职调查、协议签署到打款交割7000万美元的所有动作。

李天天说，这与腾讯的雷厉风行的风格有关，也与政府和相关部门的高效尽职工作是分不开的。

另一件让丁香园颇为感动的事与丁香诊所有关。2015年，丁香园开始筹建丁香诊所，作为一家互联网公司，筹建线下诊所此前从未尝试过。在这个过程中，滨江区委、社发局、环保局、招商局、街道办等工作人员做了很多工作，区里为此多次召开了座谈会，邀请相关单位出席共同讨论，社发和环保部门还配合丁香诊所做了周围小区的民意调查，并表示："只要手续齐全、流程合规、人员资质合法，就没有理由拖延不批复。"目前，丁香园在杭州、福州已全资开设4家诊所，成为市民就医的新选择。

医疗领域的连接者

在滨江创业多年，丁香园与这片创新之地有了更多契合之处——开放、包容、创新的基因深植企业内部。

以两位创始人为例，在公司，李天天没有给自己预留独立的办公室，他和员工们一起在开放的大敞间里工作，旁边的工位上坐着的是丁香园联合创始人、CEO张进。

在同事们的眼中，李天天和张进是性格互补的黄金搭档。前者主外，全年有1/2的时间都在到处飞，有时候一天赶上3个会，为丁香园宣讲，为健康宣讲。"很难从天天的身上看到疲惫，他永远都是阳光的领航者。"负责行政工作的Coco说。

张进则被同事们称为公司最厉害的产品经理。他努力探寻医生的需要、用户的需要，亲自深入跟进每个产品的开发。公司具体的管理工作也都落在了张进身上。

他俩也有共通点：24小时在线，为人谦虚，尊重每位员工的意见。开放的文化让丁香园发展迅速，成为医疗领域的连接者。

在医生端，丁香园网站、论坛、App及微信公众号矩阵形成丁香园数字化生态体系，学术内容涉及40多个治疗领域。2017年，公司重点投入医学在线教育产品线"丁香公开课"。目前，丁香园已经在医学考试、科研、临床等几个方向布局在线教育内容。通过与资深的临床科研工作者合作，推出以丁香公开课为品牌的医学视频和直播课程，整合书籍、医学教育资讯、在线社群服务等，实现教育闭环，打造完整的医学在线教育生态圈。

面向医疗机构，丁香园打造了"丁香人才"与"丁香通"等产品。丁香人才是丁香园旗下的专业医疗行业招聘平台，为医疗机构提供互联网营销解决方案与专业型人力资源解决方案。丁香通是国内领先的生物医药商城，为临床和科研用户的实验室用品、课题服务等咨询以及采购交流信息平台，为生物医药及大健康企业提供产品展示、品牌建设、数据分析以及营销运营咨询等服务。

在商业服务端，丁香园将保险机构、金融机构、医药电商平台等进行整合。通过连接医疗健康领域的利益相关者，丁香园打造了一个依靠数据驱动的医疗服务平台，形成了一个较为完善的服务闭环。

丁香园在大众患者端的布局可以用"ICE"模型来概括。"I"指的是Information，信息，即丁香医生新媒体矩阵。2018年，丁香医生新媒体全平台累计完成32亿次阅读，满足用户"看一看"的需求。丁香医生新媒体矩阵包括丁香医生、丁香妈妈、丁香生活研究所、偶尔治愈等在内的10余个微信公众平台，粉丝数超3500万人，致力于为用户提供简单、可信赖的医疗信息服务。

"C"指的是Consultation，沟通、交流，即丁香互联网医院（以丁香医生App为载体，以下统称"丁香医生App"），通过线上问诊为用户提供医疗服务。2017年3月19日，丁香园与银川市政府签约，旗下互联网医院及大数据中心落户银川。

目前，丁香医生App已经服务近8000万人次，每天有2万个医疗问题在平台上得到解答，满足用户"问一问"的需求。

"E"指的是Engagement，互动，即丁香诊所。用户通过看一看、问一问仍然无法解决的问题，就需要回到线下，与医生面对面交流并进行诊断。丁香诊所的建立完成了丁香园在医疗服务上的闭环，是对线上信息获取和医患交流的补充。线上无法解决的诊断、治疗问题，可以通过线下互动完成。目前丁香园在杭州、福州全资筹建了4家诊所，以美国全科医疗体系为基础，采用预约制，严格遵守循证医学，主要为常见病和慢性病治疗提供服务。

数字经济时代，丁香园提出以"数据驱动、服务医患"为核心的"发电机"战略，即丁香园要像"发电机"那样去提供深度服务，而不只是一个简单的"连接器"。丁香园通过有深度和专业化的服务，助力医生、患者和大众交流。

2016年，国家发布了《"健康中国2030"规划纲要》，倡导健康文明的生活方式，要树立大卫生、大健康的观念，把以治病为中心转变为以人民健康为中心，实现"全民健康"。这正是丁香园一直努力的方向，互联网技术和移动医疗设备的快速发展能够协助基础医疗服务能力的扩展和前移，通过互联网方式进行健康科普教育、实现持续的健康管理和慢性病管理已经成为可能,这些对于推进卫生健康事业改革发展,建设"健康中国"具有重大的意义和价值。

作为一位在互联网医疗领域奋斗20年左右的"老兵","健康更多,生活更好"是丁香园的初心。丁香园希望能够成为一个拥有社会责任感的企业,通过帮助医生、医院、药企,服务患者,让更多的人能够享受健康产业发展带来的红利。

和康医疗：社会办医，行稳致远

如今，医养结合的"治未病"产业比任何时候都更加需要社会资本的参与；同时，互联网巨头与互联网医疗创业企业，早就利用平台优势布局移动医疗产业；还有越来越多的个体医生们离开体制。社会资本参与健康医疗产业，整体环境一直处在不断完善的过程中，百家争鸣的局面就在眼前。

2009年4月，"新医改"正式出台，明确提出"鼓励和引导社会资本发展医疗卫生事业"。

2010年，国发13号文件《国务院关于鼓励和引导民间投资健康发展的若干意见》也鼓励民间资本参与发展医疗事业，促进民营医疗机构健康发展，兴办养（托）老服务和残疾人康复、托养服务等各类社会福利机构。

2019年，《关于促进社会办医持续健康规范发展的意见》面世，其中指出各地要严格控制公立医院数量和规模，为社会办医留足发展空间。

综上所述,皆已说明国家医改的决策方向——发展我国医疗事业的路径进入了新的阶段,民营资本参与医改乃大势所趋。

即便如此,民营医院的发展和崛起并无坦途。那么,和康医疗为什么能在全国社会办医百强排行榜中节节攀升?在医疗健康行业里崭露头角,占有一席之地?

智慧医养,强强联合

庚子早春,新冠肺炎疫情蔓延全球,我们突然发现,医疗行业中的数字技术从未像今天这样被寄予厚望,疫情就像"催化剂",加快了数字技术迈进"进行时"。互联网融入医疗产业,在线医疗、互联网医院等概念已不再陌生,在传统医疗行业"三长一短"(挂号、候诊、取药时间长,就诊时间短)的难题面前,互联网医疗成了热门话题。

互联网医院作为医疗健康产业的新兴事物,可以为医院、诊所

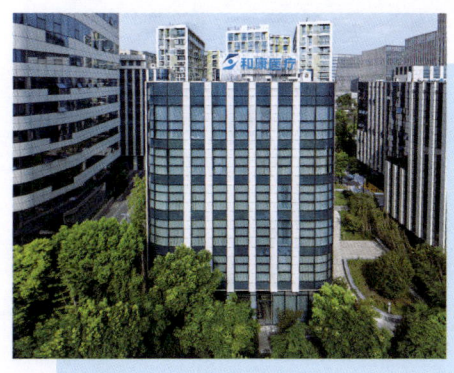

和康医疗外景

等实体医疗机构赋能。经历了几轮建设高峰之后，截至2020年4月30日，全国已成立497家互联网医院。

和康互联网医院正是其集团战略目标中的特色平台。2020年7月9日，浙江和康互联网医院正式取得医疗机构执业许可证。

无论是在十几年前和康医疗创立之际，还是面对如今"互联网＋医疗"的新时代背景，走差异化发展道路一直是浙江和康医疗集团董事长钱培鑫应对行业挑战的策略。

浙江和康互联网医院凭借其自身优势，借助和康医养集团"社区植入式"医养结合模式，将进一步帮助优质医疗资源下沉到社区，满足社区老人足不出户享受医疗保健服务的需求，提供全程连续的康复护理、生活照料、家政服务、医疗养老等上门服务。

"互联网＋"康养一体化建设作为和康互联网医院的主要特色，通过视频、文字与医疗专家在线交流和复诊，为患者提供在线诊疗、在线开药、药物配送等就医服务，真正实现"送医上门、送药到家"。

和康互联网医院通过线上沟通和线下服务的模式，打造大数据时代的医疗养老健康服务平台。和康健康小屋、互联网诊室及和康自建的大数据管理服务平台，能够为用户提供健康数据采集和管理，推送健康报告。

此外，针对有养老但是缺乏医疗服务的第三方养老公司，和康医疗的掌上医养可以为其输送医疗解决方案。

近几年，我国接连出台多项支持政策，促进互联网医疗健康产业快速发展，"让百姓少跑腿、信息多跑路"成为"互联网＋政务"巨大发展前景下的生动注脚。

目前，互联网医疗赛道上已显百舸争流之势。例如，平安好医生，致力于"移动医疗＋AI"，属于较早布局互联网医疗的选手；微医、丁香医生、春雨医生等平台在各自垂直领域颇有名气；BATJ（百度、阿里巴巴、腾讯、京东四大互联网公司的简称）等互联网巨头纷纷入局；还有公立医院也开始建立自己的互联网医院。

但互联网医疗制度化、规范化和标准化的进程还需要不断推进。2020年7月24日，阿里健康副总裁陈永胜一行到访和康参观调研，从中感受到了和康医疗不断探索的决心。阿里巴巴近年来也在互联网医疗方面重点投入，阿里健康希望与和康医疗集团展开深入探讨的合作模式，充分发挥各自在互联网医疗方面的优势。对此，钱培鑫也表示，和康互联网医院与阿里健康强强联合，将积极促进"互联网＋"与医疗健康服务的深度融合。

心潮逐浪，创新不止

和康不只是互联网"1＋X"共享模式办医的探索者，还是"社区植入式"医养结合模式的创始者。

若谈及和康模式，便不能不提"社区植入式"医养结合模式。2017年，杭州和康医养项目启动，首次提出"社区植入式"医养服务概念，并在浙江、江西、安徽等多地践行。第一家"和康医养健康服务中心"在老龄化程度较高的米市巷街道红石板社区开设，之后陆续铺开。至今，这项服务已覆盖近200个小区，逾10万人受惠。

医养结合是医疗卫生服务与养老服务的有机结合，社区将养老机构的照料功能与医疗机构的部分医疗功能结为一体，依托社区平台，联合社区周边的医疗机构、社区日间照料中心、社区社会组织、社区居委会，统筹配置社区内相关资源，为社区内重点服务对象提供生活照护、健康管理、基本医疗、康复护理等服务。

2018年，和康集团联合清华大学，开展专项课题研究，其成果《和康社区植入式医养结合模式探讨》一书即将出版。届时，该书将为国内"社区植入式"医养结合模式全面推广提供重要参考价值。

不止如此，和康医疗的发展愿景是在2024年之前，以医养综合体项目为点，以"社区植入式"医养网点为面，以智慧医养为联结，以点带面、以网联接、三位一体的和康医养格局全面形成，线下服务逾100万名老年人，线上服务逾1000万名老年人。

无论是"心潮逐浪"之初，抑或是如今已可"横刀立马"，和康一直将"打造全新的医疗服务标准"的理念贯彻始终。

杭州九和医院是一家全新的医院，也是和康集团旗舰医院，萌芽之始就被定义为家门口的国际、国内、省内专家医院，实行"1＋X"共享模式，联合多学科名医专家，将其打造为国内大型共享医疗与互联网医院。

杭州九和医院是以"三甲标准，共建共享""多学科联合，精准医疗""高端设备，一站式就诊"为特色，集预防、医疗、科研、保健、康复及特色诊疗为特长的省、市医保定点综合性医院，2018年立项筹建，同年就被评为杭州市原江干区重点民生工程项目。

从成立九和外科医疗中心（颅骨修补中心），到2019年7月29

日九和佐佐木脑康复中心开业，直至2020年6月九和医院"骨病精准治疗中心暨童培建名医工作室"揭牌，杭州九和医院实实在在地一直坚持"以人为本、以德立院"的核心理念，将"共享医疗"惠及广大患者。

和康模式，十年一剑

10余年间，不同于妇产、眼科、整形外科等高度市场化的民营医院专科连锁，康复医学成了和康医疗实现差异化发展的切入点——以发展医院连锁和打造医养结合为核心，以医药器械、医院物业管理、互联网医疗等相关产业为延伸。

在民营医院10余年身处不平等竞争环境的背景下，在此起彼伏的"质疑"声中，和康集团默默耕耘，形成了四大产业板块：康复医院连锁、创伤外科综合连锁、医养集团、共享医疗，遍及浙江、安徽、江西等地；建立了二级以上综合医院或康复医院16家，形成了一个覆盖医疗大健康全产业链的生态圈。

和康医疗集团的康复板块十年磨一剑，以老年康复为基础，重症康复为支撑，功能康复为特色，已成为华东地区康复市场的一张靓丽名片。创伤外科综合连锁，通过整合区域性的医疗资源，提供个性化健康解决方案，打造当地创伤外科品牌。

钱培鑫提到"和康崇尚创新，倡导新医疗"。于是有了和康康复的"老年康复为基础，重症康复为支撑，功能康复为特色"的康复医疗新模式；有了一流专家可以空手入驻的共享医院；有了浙江首批独立设置的互联网医院；有了"社区植入式"医养结合这一

"和康模式";有了杭州乃至华东首家高端阿尔茨海默症特色院区,有了医养游一体的黄山和康堂中医馆……

为了使乡村医生退休后发挥余热,目前和康开始推进"乡村医生进社区"项目,聚集经验丰富的乡村医生入驻和康的多个农村医疗服务点,为村民提供健康咨询及建议。这一举措不但有效解决了乡村医疗的资源浪费问题,还提高了退休乡村医生的生活质量。

和康医疗集团响应国家抗疫号召,体现了和康社会办医的责任担当与家国情怀。后疫情时代的数字化医疗浪潮下,互联网医疗产业的规模足够大,加速出现"千亿级蓝海市场",但产业良性循环之路依然任重道远。"1+X"的共享模式、"社区植入式"医养服务、打造医养界服务商业运营集成商……和康医疗从未停止深耕与创新相结合的脚步。互联网诊室进社区、康复设施进社区、乡村医生进社区……和康医养"三进"行动将不断推进。

无论未来面临何种机遇与挑战,在社会办医机构稳步增长的格局中,和康也将以"办百年医院,树百年品牌,营百年产业"为战略目标,行稳致远。正如钱培鑫在和康集团成立10周年之际所言:"这是一个变革的时代。我们有机会站在这个行业的风口浪尖上,一展身手。"

"老吾老以及人之老。让天下的老人们在满目青山、夕阳辉映中度过他们晚年的幸福时光,这是和康医疗的长远目标,也是和康医养的恒久使命。仁心仁术,天地可鉴,让天下长者医侍无忧!"钱培鑫说。

火石创造：加速医健创新创业

中小研发团队快速增长，大量技术驱动型的创新在中小企业产生；医药健康产业关键节点的专业化企业服务（CRO、CDMO等）大量出现，无不彰显着全球生物医药产业正处于大变革时期。

与之相应的，生物经济也正加速成为全球发达国家继信息经济后新的经济形态和国家战略。大数据、人工智能等技术的进步和共享经济等商业模式的进化，开始深刻影响产业的发展。在此时代背景下，2015年成立的火石创造（杭州费尔斯通科技有限公司）以"加速医健创新创业　人人享有健康生活"为使命，在全球首创大健康产业大脑，基于大数据和人工智能为政府、产业园区、创新型企业赋能，提供生物医药产业洞察、产业集聚和创新加速的产业发展整体解决方案，以期打造数据驱动的产业发展模式和创新生态系统。

火石创造创始人、CEO杨红飞对《医路逐梦——浙江社会办医纪实》采写组展望，基于数据的大规模组织协同正成为主流，未来生物医药产业发展的核心形态将是基于大数据形成创新要素的精准匹配、精准协作、充分共享。而以完善的数据和先进算法模型为基础的这件事，火石创造正在做。

让创新，更高效

《中国大健康产业地图》数据显示，2013年中国生物医药领域企业数量不足60万家。到2019年，中国生物医药领域企业已超210万家。而伴随着药监新政改革的落实，新药审评标准接轨国际，中国本土药企面临着更为激烈的全球竞争。

在每年增长的接近30万家生物医药领域企业的背后，匍匐着大量的创新型企业。杨红飞介绍，这些企业主要来源有两个：有从业经验的海归回国创业、从事仿制药的人员进行转型。其中，某些"独角兽"企业的强势崛起，正引领着生物医药技术的革新，引领着重要新药企业研发走向世界。

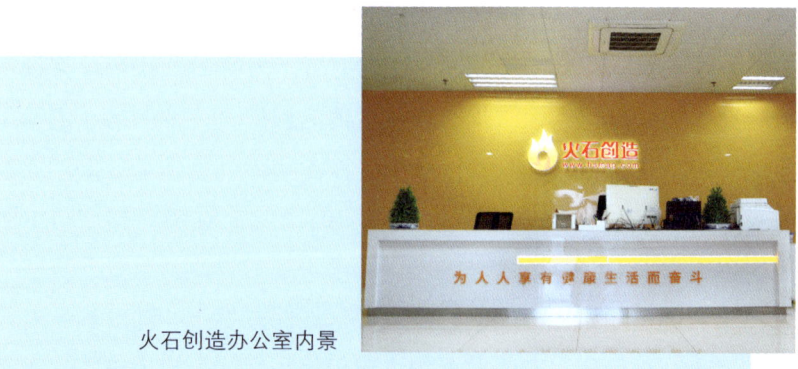

火石创造办公室内景

成绩确实喜人，随着国内政策环境的不断优化，仅2018年，国内新药的申报数量已增长到了323例。但是，创新的研发成本依然过高。杨红飞举例，就2018年的数据而言，一颗新药的研发需要投入26亿美元。同时，在快速扩容的生物医药市场中，存在着热门靶点品种的扎堆申报，让国内药企陷入了"高水平"同质化研发局面，兼之外企产品进口注册速度加快，也使国内药企面临着难以避免的激烈竞争。而且，伴随着医健行业的发展，每天将产生海量的信息和数据。

有效数据，是生物医药重要的资产。杨红飞介绍，我国生物医药产业高质量发展所面临的重要瓶颈之一便是配套的缺失与信息的整合。以海归高层次人才群体为例，他们在国外企业工作时，享有协同的完备环节，而当他们回国创业后，则需要寻找上下游完成合作。新的业态出现，杨红飞认为，资源重构是关键。

一直以来，火石创造致力于用数据智能和协同网络提升产业洞察、产业组织、产业服务的能力。一方面，通过产业与数据的深度融合，构建产业发展的"智能＋"引擎，走出一条通过数字化转型加速资源集聚与生态重构的新路径。另一方面，火石创造借助大数据及AI技术，以企业及资源精准画像为基础，通过"线上＋线下"结合模式开展创新服务运营和跨区域资源共享。

在2019年秋季，火石创造有了新的突破，其面向全球发布了"数字化创新服务平台"。依托火石创造B2B的创新资源交易平台，其整合着全产业服务资源，为企业提供精准对接全国及全球的创新资源，包括供应链资源、临床资源、金融资本、人才资源等，大大降低了企业资源获取的成本，提升了企业的创新效率。

杨红飞又进一步对《医路逐梦——浙江社会办医纪实》采写组进行解释。火石创造此前花了4年时间，为全球超过230万家生物医药相关企业描绘了数字画像。通过数字化并整合企业创新需要的各种资源、服务、产品，形成企业需求的数字画像；通过构建服务资源及产品的中央目录库，及以领域为中心构建生物医药专业知识图谱，形成供应方精准画像。"谁擅长做什么，谁提供哪些原材料和服务，谁又有哪些资源需求，我们一一打上标签，目前已形成覆盖国内一半的生物医药创新企业的数字画像，包括有源医疗器械、IVD、化药新药、生物药新药以及整合并形成全产业链供方画像。"

杨红飞介绍，数字化创新服务平台一方面通过区域政府园区共建数字化智慧产业园区运营平台，帮助地方政府、园区进行区域现有资源整合，提升创新效率，加速产业创新，相当于扮演了一个"智库"的角色。另一方面，整合全产业服务资源，为企业提供精准对接全国及全球创新资源，包括供应链资源、临床资源、金融资本、人才资源等，降低企业资源获取成本，提升企业创新效率。根据实践发现，通过创新加速，企业可以有效缩短创新周期30%以上，节省创新流程成本20%—50%。

让产业，更集聚

当前，全国168个高新区中，超过50个将生物医药产业列为第一产业。如何抓住机遇快速发展是各地区面临的普遍问题。杨红飞对《医路逐梦——浙江社会办医纪实》采写组说道：城市或园区是生物医药产业集聚发展的核心载体，以数据为驱动开展产业园区专业化建设,是区域生物医药产业应对产业竞争、实现高质量快速发展、实现弯道超车的重要途径。而聚焦细分领域进行差异化定位是实现快速高质量发展的关键。火石创造打造基于数据智能的招商工具,让招商人员能够实时掌握招商情报,精准地获得招商线索,在正确的时间找到合适的企业,并且能够根据企业的外迁动因制定精准的招商策略,以及对落地项目实现监控预警,做好招后服务。更重要的是,从产业协同的角度,为城市园区找到集聚发展的方向,高效引进优质企业和关键人才。通过产业的高度集聚,提高上下游社会化协同程度,打造特色产业集群,进而实现产业精准招商。

据了解,截至2019年12月1日,火石创造已构建40多个精准预测模型、输出3000条有效的招商线索,48小时内可直达企业选址负责人。石家庄高新区、沧州临港经开区等都在火石创造的助力下开展数字化智能招商。石家庄高新区试运行第一个月,帮助挖掘有效线索近200条,其中15家表示愿意择机到石家庄高新区进行考察,124家先通过园区资料作初步了解。沧州临港经开区试运行第一周,帮助挖掘有效线索49条,其中4家表示愿意择机到临港经开区进行考察,23家先通过园区资料作初步了解。

在浙江,拥抱新形态

2019年1月10日,杭州召开市委十二届六次全体(扩大)会议。会议报告指出,杭州要加快构建以数字经济为核心的现代化产业体系,积极布局"生物经济"等未来产业,这也是杭州市委全会首提"生物经济"。可以预见,杭州市生物医药产业发展将大幅提速。

随后，火石创造发布了《杭州市生物医药产业发展现状分析》，从产业规模、空间链、产业链、创新链、产业政策多个维度较为完整地呈现了杭州市生物医药产业全局。从不断加大产业布局力度，到积极培育千亿生物医药产业集群，杭州具有打造全球生物医药创新城市的潜力。

虽然足够重视，但就杭州及整个浙江的医药产业而言，杨红飞表示，仍然有不足之处：没有形成自己的独特主张、清晰定位与整体布局。将浙江优秀的数字经济成果转换成临床与创新资源，是浙江生物医药产业未来发展的重要一环。

健康服务业是生物医药产业高质量发展的重要任务之一。浙江省卫健委巡视员马伟杭表示，浙江省社会办医促进了健康服务业的发展。杨红飞认为，社会办医解决了医疗资源紧张与分配的不均衡性，能让医疗资源的量变大，提供更多的供给。作为健康服务业的其中一环，将人的不同层级的需求进行差异化的对应和满足，是良性的。而以资源集聚的方式加速产业发展，则是浙江社会办医的现状。

依托浙江民营经济充分的尝试与开放包容的态度，浙江走出了不少社会办医的典型性企业：专业强大、模式创新的树兰医院；以新技术解决医疗资源的微医；将专家与产业结合的绿城心血管病医院；打造新型诊所生态的丁香园……

通过这些不同的形态，杨红飞看到，浙江把社会办医并不只当作医疗来看，也当作产业来看。浙江社会办医既解决了医疗资源的不足，又在技术上进行了突破。就成果而言，一方面，浙江社会办医以强大的专科优势给予患者良好的体验；另一方面，通过数字技术打破医疗边界，让患者在家即可享受到专家服务。

而火石创造在此间所能做的，便是将医疗与产业进行打通。以其建设的杭州医药港产业大脑为例，火石创造精准掌握了本地生物医药产业现状、优势与不足；打破时空限制，推动产业集聚，精准匹配市场供需，提高产业链整体协同效率、保障产业规划的落地实施，从而为医药港以外企业乃至长三角地区、全国提供相应的服务。

可以看到，火石创造通过与区域政府园区共建数字化智慧产业园区运营平台，实现本地政策服务、空间服务、公共技术服务在线化，帮助浙江政府、园区进行区域现有资源整合，让生物医药的创新成果更快地进入到社会办医之中，将临床资源与产业充分协同，以提升创新效率、加速产业创新，从而让更多患者能够享受创新成果。

金华广福医院：广施仁爱、为民谋福

21世纪初，浙江民营医院这支医疗市场队伍开始急剧发展。除了原创医院以外，部分民营医院由原有的公立医院改制而来，浙江金华广福医院的发展堪为典范。

对民营医院而言，找准定位是实现发展的前提。金华广福医院以肿瘤专科为主，通过20年的努力，成了浙江省最大的民营肿瘤专科医院。

近些年，随着弘和仁爱医疗集团注入管理理念及办医活力，这家浙江老牌民营医院逐渐焕发出新的光芒，从而在广施仁爱、为民谋福的办医之路上走得更快、更稳。

全面焕新再启程

当下，医院集团是社会办医积极拓展的重点方向之一。不难看出，加入医院集团，借由医院集团协同效应，单体医院极有可能抓住机遇,"做大做强"。

在医院集团崛起的潮流之下,2016年6月,金华广福医院由联想控股集团收购,交由旗下弘和仁爱医疗集团运营管理。就此,拥有60多年历史的老医院走上了快速发展的新车道。

据弘和仁爱医疗集团品牌运营总监胡誉怀介绍,弘和仁爱医疗集团致力于打造符合医疗行业发展规律、符合现代企业管控模式、符合高校附属医院建设标准的"三符合"条件下的国内一流价值创造型医疗集团。"集团通过将骨干力量下沉到一线,直接参与广福医院的运营管理,激发了医院的新活力,挖掘了医院的新价值。"

显而易见的是,医院在硬件上得到了更新,整体面貌焕然一新。医院门口矗立着"珍惜每一次为您服务的机会"大型标识牌,周围鲜花簇拥,氛围温馨;走进门诊大厅,宽敞明亮,一尘不染;在医院内部,用各种颜色区分的标识系统清晰明了,为患者提供指引;身着绿马甲的志愿者站立在每个角落,耐心地解答各种问题,维持就诊秩序。

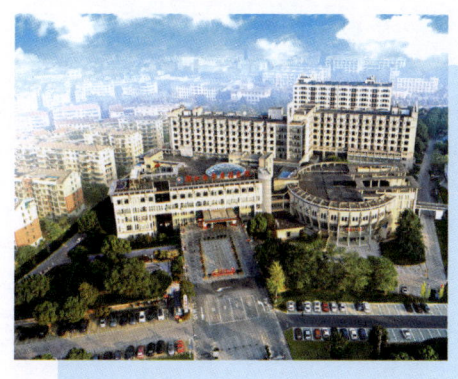

金华广福医院外景

胡誉怀透露，2019年，金华广福医院启动了近20个工程，为医院的美好未来发展奠定了基础。其中，金华广福医院斥资8000万元用于更新、增添医疗设备，目前已拥有价值2.5亿元的高新设备。超声支气管镜、海博刀系统、乳腺钼靶机、ECMO等多项价值2000多万元高端先进设备已投入临床使用。

相较外部环境和硬件设施的明显改善，金华广福医院在内部管理层面的提升更具隐性，且落在实处。胡誉怀称，目前，医院建成了集团供应链管理部指导下集中采购与各医院自行采购相结合的采购管理模式，有效增加了各医院资源整合能力与成本管控空间，而且开创了集团为各医院输血和造血的新模式。同时，金华广福医院通过规范管理，更好地控制医疗成本，直接造福于广大患者。据统计，2019年1—9月，门诊均次费用437元，同比下降6%；住院均次费用11370元，同比下降4%。

2018年，弘和仁爱集团位列"2018届社会办医·医院集团100强"排行榜第31位，金华广福医院则位列"2018年中国非公立医院·竞争力100强"排行榜第37位、浙江省非公立医院排名第2位、"2018肿瘤医院80强"排行榜第39位（包括公立医院），这些荣誉均是对医院整体综合实力的直接肯定。

学科铸就基础

一个区域型重点医院的崛起绝非偶然，它往往厚植于丰沃的办医历史中，从而凭借着新兴的管理理念和科学运营模式，把几十年的医疗积淀化作而今先进的医疗服务。

浙江金华广福医院即由金华市第三医院改制而来，迄今度过了六十余载的悠悠年华。

在20世纪50年代初，它最开始的名字叫作"省立金华医院疗养部"，1952年11月1日，正式接收了第一批病人。之后，院名陆续更换为金华疗养院、金华地区医院——第四连、金华地区结核病防治院，1985年9月更名为金华市第三医院。2000年2月，广厦集团入主金华市第三医院，将公立医院改制为股份制医院，之后更名为浙江金华广福医院。

如今，金华广福医院已成为浙中西规模最大的，集医疗、科研、教学、预防、康复为一体的三级乙等肿瘤专科医院，是浙中肿瘤诊治中心、浙江省肿瘤医院金华分院、金华市结核病治疗定点医院。

相较公立医院"大综合"而言，找准自身业务优势，重点发展核心专科，是民营医院实现差异化发展以及形成品牌和特色的前提。不可否认，金华广福医院即是这一模式的优胜者。

在历史上，金华广福医院是一家长期以防治结核病和肿瘤为主的综合性医院。借由现代医院管理、优质医疗人才、安全医疗服务，医院良好的历史积淀被转化为一流的诊疗能力，形成了肿瘤科、呼吸病学等拳头科室。目前，医院设有肿瘤科、呼吸科、心内科等28个临床科室，其中肿瘤外科、呼吸病学为浙江省临床特色学科；老年医学、骨与软组织肿瘤学为金华市医学重点学科。

以呼吸病学为例，据金华广福医院院长陈文明称："呼吸病诊疗科室是我院的传统优势科室，至今已有近70年历史，且金华广福医院呼吸病诊疗科室是本地区规模最大的呼吸疾病诊疗中心。在整个金华地区，我院综合诊疗手段最丰富，疑难病例诊疗量位于全市前列。"现阶段，呼吸内科拥有床位260张、年门诊量3万余人次、年住院量8000人次，累计住院病人数逾10万人次。学科在肺癌的早期诊断及综合治疗、慢性肺部疾病的基础与临床诊治、介入肺脏病学、呼吸危重症监护与救治及肺循环疾病等亚专科建设卓有成效，并达到了本地区领先水平。

此外，该院在肿瘤治疗方面也具有独特的技术优势，肿瘤治疗手段全面，具有丰富的肿瘤个体化治疗及全程管理经验，极大地提高了肿瘤的治疗效果，有效延长了肿瘤患者的生命，提高了患者的生活质量。

肿瘤的治疗由于病情复杂，治疗过程中容易顾此失彼，因此该院较早地引入MDT（多学科综合治疗）的治疗模式，同步国内先进水平，紧跟国际。具体来看，形成以手术、放疗、化疗、介入、生物、中医药为主体，核素治疗、凝固治疗、肿瘤热疗、术中放疗等10多种先进技术相互配合的综合治疗优势。

"每周三，医院定期举行肿瘤综合治疗讨论会，由肿瘤内科、肿瘤外科、放疗科、介入科、病理科等10余个学科副主任医师以上专家共同参与，建立起相关学科的有效沟通机制，为疑难肿瘤患者制订个体化治疗方案。"陈文明院长称，2003年以来，该院组织肿瘤综合治疗讨论会共计900余次，讨论病例数3840余例，在治疗效果、患者就医感受、促进学科发展等多方面都体现出明显效果。

陈文明称，医院要做大做强肿瘤外科（胃肠、肝胆）、呼吸内科、老年科和骨科，并发挥重点学科引领作用，带动其他学科全面发展，实现医院价值进一步提升。

人才引领发展

强大的人才团队是金华广福医院的核心竞争力之一,人才为医院注入强大的技术支撑。其中,不少杰出人才获得了省级乃至全国级荣誉,引领医院学科技术发展和医疗水平提升。

例如,结核科主任赵承杰代表金华市参加浙江省结核病临床技能竞赛获二等奖,并代表浙江省参加全国结核病临床技能竞赛获团体二等奖。又如,院代表队在浙江省护理岗位技能竞赛中获银奖,其中理论测试获全省第二名。2015年以来,科研立项25项,其中省部级项目3项;发表各类论文251篇……这些数据代表着金华广福医院在科研层面的突破。

"对于社会办医,人力资源的管理是运营关键。集团从绩效、薪酬、职业发展、身份问题等渠道着手,全面激活人才的积极性和潜力。"胡誉怀表示。

为了对人才价值给予充分的肯定,金华广福医院通过薪酬制度改革,给予人才有尊严、有激励的薪酬,为人才发展提供了必要的物质保障。值得一提的是,金华广福医院由公立医院改制而来,这批原有人员的编制及退休待遇问题成了员工心头的一个隐患。而金华广福医院想员工之所想,及时解决了这批员工的编制问题,保障这批员工退休后享受事业编制同等待遇。在关爱员工方面,医院还通过开设职工子女托管班、召开金榜子女座谈会、解决职工子女入学等增加职工的凝聚力和幸福感。

同时,金华广福医院高度重视对医疗人才的继续教育,将医学学术交流纳入重要的人才工作范畴。陈文明称:"学术交流的繁荣与否关系到医院的医疗技术水平、服务水平、教学科研能力等。我院高度重视学术交流的力量。这些年来，不少医护人员获得了海外学术交流的机会，得以汲取高水平医疗技术经验，反哺医院的专业诊疗水平，更好地为广大患者服务。"例如，院长助理、呼吸内科吴晓虞参加法国2018年欧洲呼吸病年会，肝胆胰外科主任方建明参加美国临床肿瘤学年会，麻醉科胡军军参加2019年美国麻醉医生协会年会（ASA）。此外，广福医院也组织了护理团队赴台湾中医药大学附设医院、台北万芳医院、林口长庚医院开展学术交流。

2013年，金华广福医院成为浙江省唯一一家民营医院住院医师规范化培训基地，此外该院也是国家级住院医师规范化培训基地金华市中心医院联合体基地，这也可看作是金华广福医院强大的医疗能力及人才队伍的一个例证。这也意味着，近年来，金华广福医院已发挥起区域医疗中心的职能，为社会培育更多的医疗人才。

服务成就口碑

若是把"广福"两字拆解来看，就是广施仁爱、为民谋福。事实上，无论是广福的使命、愿景、精神、服务理念，以及最重要的医护人员多年的实践，皆是为了完成"广施仁爱、为民谋福"这一承诺。

这些年，金华广福医院不断提升医疗品质、管理品质和服务品质，让每一位病患有尊严地就医，肩负起呵护生命的使命。这家医院坚信，"服务是一种修行，只有出自内心，才能进入内心"。

医院为患者着想的一个典型细节是，金华广福医院在全市率先推出"无假日医院"。无论是工作日还是周末和节假日,医院所有门诊、急诊、医技科室皆正常开放,市民看病再也不用避开周末和节假日,随时可到医院就诊,最大限度地便利了上班族自身或陪同父母就医。

当然,这家医院也少不了一些感人的医患故事。如血透中心主任徐小君为患者垫付医药费、患者诚信按揭的故事曾为中央电视台《焦点访谈》报道,被称为和谐医患关系的典范,徐小君被评为"金华好人"。又如,为争取几分钟的抢救时间,神经外科医生谢忱忱仅穿着短袖推着病人在寒冬里疾走。再如,消化内科护士卜宝莲用体温帮患者暖脚。"我们希望通过医护人员对患者的关爱和呵护,换来患者对医护人员的信任与支持,从而形成文明和谐的医患关系。"这是陈文明的瞩目与期待。

而对医院之外的社会责任的积极承担,则是金华广福医院对"广施仁爱、为民谋福"这8个字更加深刻、广泛的践行。

早在2003年抗击"非典"期间,金华广福医院结核科老主任方银芬主动请缨参加赴山西医疗队,她也是金华市唯一外派抗击"非典"的医务人员,被卫生部、人事部授予"全国卫生系统抗击非典先进个人",被省妇联授予"三八红旗手"。

2002年,金华市癌症康复俱乐部在金华广福医院成立,每月举办一次健康讲座、外出郊游等主题活动。迄今,俱乐部会员已发展至2000多人,旨在交流知识,引导患者选择康复途径,鼓励患者以积极的心态面对人生。

又如,金华广福医院每年组织专家赴社区、农村开展健康义诊、讲座等活动,把优质医疗资源送到基层,助力"健康金华"建设。在弘和仁爱的引领下，金华广福医院带着历史，走向未来。"我们希望用3—5年时间，用弘和集团独有的'三符合'，把医院打造成'大专科、强综合'的省内知名的价值创造型三甲医院。"面对记者，陈文明院长这样阐述金华广福医院的发展愿景。在社会各方的帮助下，金华广福医院的发展之路将会越来越宽广。

杭州康久医疗：
让阳光照耀每一位长者的心田

"我们知道，生命既要有长度，也要有宽度。对康久而言，所谓的宽度就是要拥有健康、有质量的老年生活，这也是老人对美好老年生活的向往！'康久'的品牌代表着健康长久，英文名叫longwill，也是我们企业成立的初衷，让我们服务的长者开开心心、健康长久。"杭州康久医疗投资管理有限公司董事长耿海波说。

康久之路

历经10余年的发展，康久医疗现已成为全国医疗、养老领域的领军企业，在全国布局30余家医养结合综合体。康久医疗专注于中国医养结合产业的投资与管理，致力于成为中国医养结合产业的引领者。

时间拉回到2006年，那时候康久医疗刚刚起步。赛伯乐投资集团董事长朱敏是康久的第一个股东，对于赛伯乐而言，其所介入的医疗服务公司，康久是第一个。赛伯乐对于康久的影响不仅仅是资本的注入，同时还有技术的输出，甚至是观念的影响。

赛伯乐的创始人朱敏在1996年创建美国著名的WebEx（网讯）公司，公司的互联网在线会议和视频会议技术被业内人士称为"彻底改变了我们的通信观念"。如果这套技术应用于医疗领域会怎样？医生们可以打破地域的限制，通过网络会诊，让病人享受到更加及时、高效的医疗服务。

所以，康久医疗一开始提出的口号即"家门口的专家门诊"，力图发展连锁化的全科门诊。短时间内，康久医疗就发展了近百家的诊所。但囿于当时国内互联网发展的相对迟滞，互联网医疗的效果反馈与当初的设想相去甚远。

所以，康久医疗决定开始转型。

通过对目标群体的观察，耿海波发现对于诊所这种比较初级的医疗机构而言，老年人就诊比例非常高。其实通过人口比例不难看

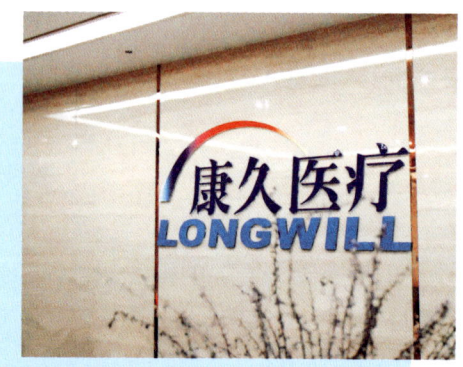

康久医疗内景

出,20世纪末中国就已经进入了老龄化社会。通过开办医疗机构,耿海波更是深深感受到,中国老龄化社会已经到来了。老年人最核心的需求是什么?医疗保健,生活照料,心理慰藉。

所以耿海波心里已经明确了康久的转型之路——医养结合。

恰恰是在康久考虑转型的节点上,嘉兴有一家社区卫生院面临着经营上的困难,区领导找到耿海波:"社会力量能否介入经营?"这家社区卫生院旁边就是养老服务中心,有医有养,与耿海波所设想的转型之路完美契合,耿海波同意了。

千里之行,始于足下。这一步成了康久医疗进军养老领域的敲门砖。资金、设备、专家、运营……事无巨细,面面俱到,康久医疗开始筹备经营当时已是"空壳"的社区卫生院与养老中心,并把其所具有的资源打通,改造成一家医养结合综合体,这标志着康久医疗正式进入"医养结合"模式的探索阶段。

2010年,新的一年开启了,属于康久医疗的"医养结合"的时代到来了。

2013年,杭州和衢州的两家"医养结合"模式的养老机构相继建成并投入运营,衢州机构是浙江省首家实行"公建民营"的养老机构,是浙江省养老服务社会化、市场化实践探索创新的开拓者。2017年,康久医疗走进西北,在宁夏石嘴山投入并运营"公建民营"的养老机构,树立了西北地区"医养结合"的标杆。2018年,康久医疗打造全新的养老机构运营模式,在舟山市建立了"中国首家学院式智能化"的医养结合综合体。

通过多年市场摸索与地面深耕,康久医疗积累起了丰富的医疗、养老相结合的健康服务经验,逐渐形成康久自有的标准体系与运营模式。康久医疗是最早在国内提出"医养结合"的公司之一，然而这只是康久养老理念的1.0版本。

时代在不断发展，康久医疗也开始书写新的篇章，开启2.0版本。2015年，康久医疗再次拥抱互联网，正式启动"互联网＋医养结合"战略，建设医养结合互联网平台，接入微医等互联网医疗平台，形成医养一体化的云服务平台，大幅提升了服务效率和市场拓展速度。

康久医疗没有停下脚步，决定一路高歌。"康久互联网养老院"的成立，标志着康久医疗迈向了3.0版本。

康久互联网养老院围绕政府、居家、社区、机构"四位一体"的建设思路，开发了相应的区域养老智慧中心、机构管理系统、社区健康管理系统、医养乐老人健康智能终端等产品，并以此为基础，运用互联网信息技术连接全国养老机构、医疗机构、社区机构和居家老人，优化医养资源配置，为全国的养老机构"赋能增效"，为老人打造"15分钟"养老生态圈，实现"纵向到底、横向到边"的全老年人群的网格化管理。

"我们奋斗的过程是个聚能的过程。我们第一个小目标，是在未来3年把全国2万家养老机构连起来，教它们如何提升效能。特别幸运的是，康久做到现在，不是一个人在战斗，国家卫健委把'国民健康养老网'平台委托我们管理运营，国家一级学会中国卫生信息与健康医疗大数据学会下属的'智慧医养护专委会'有了我们的高度参与。我本人也很荣幸受聘为浙江中医药大学的教授，我们希望与之在未来医养结合领域联合办学，一起做老龄产品的研发。"描绘起康久医疗未来的蓝图，耿海波十分激动。康久之路是一步一步走出来的，是公司上下一心，一点一滴把康久医疗的优势做大做强，一盏一盏地将属于康久的明灯点亮，照亮了前方的崎岖与坦途。

那些被点亮的明灯

康久医疗在10年间发展壮大，一定有其不可替代的优势与亮点，这些亮点，就是康久的明灯。

康久医疗是中国"医养结合＋互联网"的领路者。康久医疗下属子公司杭州医养网络科技有限公司独家负责建设与运营国家卫健委主办的具有权威性、公益性的国民健康养老网平台。国民健康养老网是面向全国老年人健康养老服务的综合性平台。平台立足于协助推动我国健康养老事业的发展，结合"互联网＋"开展线上线下的健康养老服务、政策宣传引导、创新成果展示、健康养老基本服务以及人才培养等工作，每年至少召开一次"健康养老创新论坛"进行经验总结和成果推广。康久力求将平台打造成具有公信力的、为全国老年人提供健康养老服务的综合性平台，并协助政府共同推动健康养老事业的发展。

康久医疗还建立有全国最大医养结合的互联网平台——互联网养老院，实现纵向到底、横向到边的全老年人群的网格化管理，连接政府、机构、社区和家庭，打造"四位一体"的医养结合服务网络。

康久医疗拥有专业的管理团队与技术团队。"让专业的人做专业的事是我们所崇尚的理念。"耿海波说。康久的管理团队和技术团队,在医疗服务、养老服务、连锁管理、IT等领域均有10多年的深耕经验,深谙行业发展之道。同时,康久医疗还拥有微医集团的线上重点医院和专家资源以及美国彼爱医疗集团国际专家资源,大大提升了项目的医疗技术水平。

康久医疗拥有丰富的医疗、养老与投资资源。康久的战略伙伴——微医集团是康久医疗的股东之一,目前是全国最大的移动医疗服务平台;为康久提供国际专家资源的美国彼爱医疗集团,是一家针对中国医疗市场的美国医生集团,为国内患者提供国际先进的医疗技术服务;康久医疗还先后与美国Ekso、日本美邸、荷兰博组客、以色列ContinUse Biometrics公司等国际先进医疗、养老服务与技术企业达成战略合作协议,从而提供更好更先进的医疗、养老服务。

康久医疗拥有以快乐为核心的企业文化。首先,康久定位为创业公司,激情创业,快乐工作。康久的平台杜绝复杂的人际关系,倡导公开公正的文化。耿海波说:"康久的价值观,第一叫诚信勤勉。我们跟每一个员工讲'道路自信'。中国从1999年开始进入老龄化社会,再过几年跨入老龄社会,老龄社会是社会文明的产物,是不可逆的,到时会整个颠覆我们的观念,包括就业、福利、基建等。现在没有出现的东西,将来一定是常态性的存在的。理论正确,道路正确,康久一定是走在一条康庄大道上,哪怕再苦,也是暂时的。康久真正做的是有价值的事情,所以我们的理念是让阳光照耀在每一位长者的心田。"

有人才有文化,文化也塑造着人。采访交谈中,耿海波对下属的品牌部负责人以"哥们儿"相称。"我们的团队年轻人很多,这也是我们的优势。我们的主要高管是'60后',比较年长,也有经验。不同年龄梯度的员工队伍能够取长补短。康久的团队都在一线,员工每一步的成长,都让我感觉是件特别美好的事。"耿海波说。

对话耿海波:谈养老的时候,康久在谈什么

问题:如何让老人从"被动养老"转变成"主动参与"?

耿海波说:康久倡导学院式智能化的养老方式,即围绕"医、养、学、乐、创"五个核心,以"线上线下、院内院外"为养老运营理念,主要有以下几个特点:(1)学院是开放的。(2)师资是开放的。(3)学员是开放的。选修课和必修课相结合。学分换积分,积分换服务。

康久联合浙江大学、杭州师范大学、舟山旅游健康学院等高校院所以及公益组织开展健康养生、茶艺、音乐、舞蹈、健身等课程,并参照高校院所设置开学仪式、课程表、必修课、选修课、毕业考试、毕业典礼等仪式,充分激发老人活力。根据不同地区不同社区的老人需求和评估结果,定制化开设与举办适宜老人的课程和活动,线下以属地化养老机构为中心开展活动课程,线上设置远程学习、打卡签到。

康久互联网养老院实行积分管理来提高老人的参与度,如老人参与各类活动、出席课程讲座、签到打卡等即可获得积分,积分可用于兑换相应的商品或服务,激发老人"主动式参与"的养老生活热情。通过康久互联网养老院,让老人紧跟数字时代的脚步,将娱

乐和实惠相结合，丰富老人的精神生活。

康久学院对内师资开放，老年人退休以后，如果要想继续发挥余光余热，就得开创自身价值。只要是在机构养老的老人，有所长、愿分享，康久医疗都会给予平台支持，让老人重操昔日业余爱好的"旧业"，从而提高老人晚年的生活质量，强化老人的生命价值，美化老年人的生命体验，让老人"老有所得、老有所乐"。

问题：如何理解"医养结合"？

耿海波说：康久医疗一直以来的定位都是"养老是核心、医疗是基础、互联网是手段"，一定要先做好养老服务这一核心服务工作。任何行业都有其最核心的内容，服务行业亦是如此，海底捞的火锅不好吃，再好的服务也换不来成功。谁能抓住养老行业本质，谁才能真正做到事半功倍，获得成功。找到方向，做好20%的核心服务，能让你抓住80%的客户。

"医养结合"概念在政府的倡导下，似乎成了养老行业的标签，很多初涉养老行业的投资者都会认为"没有医疗配套，就谈不上做养老"，这是最大的误区！

其实，养老服务机构作为介于家庭照料和医疗服务机构的中间环节，无论是从客户需求，还是从服务周期上，都有其准确的定位。"医养结合"的本质并不是要求养老机构去做医疗机构的事，而是指要充分、合理利用社会医疗资源。因此，机构选址就格外重要，选择郊区，就意味着你无法利用有效的社会医疗资源，并且建一所三甲医院更不代表医养结合。医疗很重要，但养老才是最核心。

放眼全国，养老行业最大的挑战，依旧是人力资源的问题。前几年,因为中国未富先老、未备先老的特征,导致进入这个行业的管理人员少,缺乏专业的人才,护工也很难找,相当一部分的护理人员缺乏培训。按照失能半失能老人与护理人员1∶3的比例,现实的护理人员缺口至少有1000万人。这也是目前国内养老机构普遍面临且亟须解决的难题之一。

问题:浙江医养结合的发展如何?在社区居家养老方面,康久医疗有哪些探索?

耿海波说:浙江省在医养结合领域一直走在全国的前列,包括康久医疗在医养结合,在细分领域肯定也是走在前列的。第一得益于区位,浙江是东部沿海城市,观念走在前面。第二得益于浙江的领导。省民政厅的几任主管领导,都是学者型专家型的领导,都非常有高度和格局。

康久很荣幸成为浙江省养老大部队里头的一支队伍。浙江省医养结合领域的发展到今天为止一直是走在前列的,思路清晰、理念先进。医养要融合,不是把医院和养老院放在一起那么简单。

针对社区和居家养老,我们开发并使用了"医养云诊"智慧健康服务平台,以"云端养老+智慧医疗"的新模式,升级医养结合服务。社区居家养老服务中心可远程连接专家医生,开展远程咨询诊疗、远程会诊、转诊、电子处方、120绿色通道等,为老人提供专业医疗支持服务,打通了机构、社区、居家养老的医疗云端服务,并可为机构、社区、居家老人建立全面的电子健康档案。

康久旗下的所有养老、医疗机构均连上了互联网养老院的平台。自2019年3月18日发布上线后,我们在衢州常山县、杭州临安区等多区域进行了推广。另外,像温州中心医院也是较早使用了康久医疗这套系统的单位。

问题：管理康久医疗旗下30多家机构，您有什么心得？

耿海波说：这十几年实际运作过程，我们也可以分成三个历程：第一阶段，摸着石头过河，但是石头在哪却不知道；第二阶段，通过探索，终于摸到石头了；第三阶段是过了河，现在在山脚下了。

问题：通过接下来的攀登，您希望在山顶上看到什么样的风景？

耿海波说：我们要学会逆势而行，努力攀登，争取早日成功登顶，一览众山小，我们希望做细分领域的引领者，真正为天下长者做一些实实在在的事情。

会当凌绝顶，一览众山小。也许在山顶上，才能具有更广阔的视野，看清楚哪里有阳光，哪里是阴影。而康久医疗所要践行的就是，让阳光照耀每一位长者的心田。

明州医院：明德善行，福泽九州

有人这样形容2015年后中国民营医院的发展状况：忽如一夜春风来，百家千家医院开。

2015年，国务院办公厅发布了《全国医疗卫生服务体系规划纲要（2015—2020年）》（国办发〔2015〕14号），规定医院分为公立医院和社会办医院，将原来社会普遍认识的医院分为公立医院和民营医院的二分法重新定义，社会办医数量首次超过公立医院。

作为浙江省社会办医的先行者、民营医院的佼佼者，明州医院自2006年成立以来，始终秉承"一切以病人为中心，办一个人性化医院"的宗旨，践行"让没钱的人看得起病，让有钱的人享受VIP服务"的价值观，走出了一条独具特色的发展之路。

"特色"明州

宁波明州医院，是发展的起点。它是一所由奥克斯集团按三级甲等医院标准投资建设，集医疗、科研、教学、预防、康复为一体的大型综合性医院，于2006年5月投入运营。2015年，宁波市与浙江大学达成战略合作，挂牌浙江大学明州医院，2017年增挂鄞州妇女儿童医院。

社会办医之路，并非坦途。明州医院不断地提高医院医疗服务水平与医学科研实力，为浙江医疗卫生事业的发展贡献着自己的力量。

作为一家综合性民营医院，明州医院共开设备类临床及医技科室40余个，其中骨科、妇产科、普外科、围产医学被评为浙江省非公立医疗机构临床特色学科。医院先后引进TOMO刀、PET-CT、PET-MR、后64排CT、3.0T磁共振、DSA、数字胃肠机、骨密度仪、高档彩超、直线加速器、回旋加速器、数字钼靶机等高端大型设备，配置44座的超大规模高压氧舱群，医疗设备的先进性和齐全性处于地区领先水平，为临床高标准、高质量服务提供了有力保障。

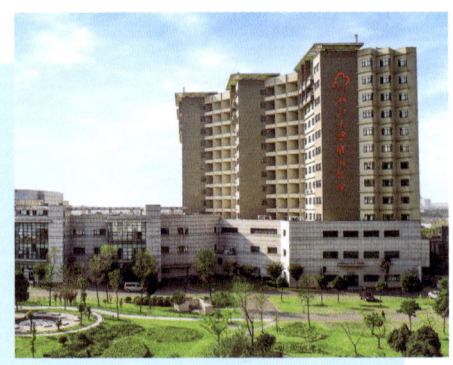

明州医院外景

值得一提的是，明州医院尤其重视行风建设。为深入贯彻医院廉政自律制度，保持良好的医德医风，明州医院每个月都会公示廉政排行榜，对及时退回、上交红包或礼品，获赠锦旗、表扬信的科室与个人予以表扬，致力于打造"无红包"医院。

浙江大学明州医院院长陈肖鸣表示，"每位明州医院的医务人员都会像珍惜自己的眼睛一样珍惜品牌"，这也是每家民营医院应该坚守的原则。

一向以公立医院的标准甚至是高于公立医院的标准来要求自身，是明州医院的行事宗旨。在主动承担社会责任上，明州医院也在不遗余力地贡献力量。

自新冠肺炎疫情发生以来，明州医院勇担使命，积极投身疫情防控第一线。在接到赴鄂援助医疗的任务后，明州医院迅速组建了一支具有丰富工作经验的医疗团队，分两批次共派出14名医护人员随浙江省和宁波市紧急援鄂医疗队奔赴抗疫一线，分别在武汉天佑医院、武汉同济医院光谷院区驰援。

2020年5月，浙江大学明州医院获中国非公立医疗机构协会颁发的中国社会办医新冠肺炎抗疫纪念章和感谢状。感谢状写道："为感谢你单位组织医疗队援鄂，参加国家抗疫第一线，勇担社会责任，甘于奉献的崇高精神，特颁此状，以资鼓励。"

14名"逆行者"，50多天的艰苦工作，零感染。这不仅让大家看到了社会办医者的担当和责任，更是彰显了明州医院"明德善行，福泽九州"的办医初心。

"智慧"明州

为提升医疗质量和效率，紧跟时代步伐，明州医院积极探索和转变服务方式，在"智慧化"转型上不断创新实践。

在浙江大学明州医院，鲜少能看到长龙般的排队现象。目前，明州医院已开通自助机、微信、一站式服务中心等多种预约方式，患者和家属可以随时随地轻松、便捷地预约专家，并且通过分时段精准预约和诊间一站式就诊大大节省了看病时间。其中，浙江大学明州医院的按时就诊率更是高达100%，高峰期挂号现场排队时间缩短至2分钟。

浙江大学明州医院院长陈肖鸣告诉记者，除了挂号，付费也更便捷，在院内可在任何时间、任何地点进行挂号、缴费，真正落地了"人人可挂号、处处可结算"的便民举措。浙江大学明州医院不仅开通了门诊自助机、诊间、移动端、护士站费用结算等多种方式，还跨界学习引入支付盒子，保持了病人原有的支付习惯，满足了不同人群、不同场合的支付方式需求。

对患者的关爱，体现在明州医院的点滴细节里，预约去中心化、一站式出入院、一窗办理、一章管理、出生一件事、输血一站式、微并案等举不胜举的服务变革，处处体现出高效的服务体系和对病人价值的尊重。

为响应国家卫健委办公厅发布的关于开展"互联网＋护理服务"试点工作的号召，浙江大学明州医院整合优质执业护士资源，依托互联网信息技术平台提供上门服务，为广大罹患疾病且行动不便的特殊人群带来了福音。

细数过往的荣誉，明州医院获得过："全国爱婴医院""中国最具价值民营医院""全国诚信民营医院""浙江省平安医院""浙江省社会办医协会常务理事单位""浙江省住院医师规范化培训基地""2018年中国医疗机构最佳雇主民营医院10强"……

对明州医院来说，所有的荣誉都是昨日的勋章，病人的信任与认可，才是激励所有"明州人"勇敢前行的不竭动力。

宁波慈林医院：时间下的玫瑰

慈溪市观海卫镇世纪大道599号，是宁波慈林医院所在地。环绕医院周围的，是为数不多的工业园区，还有大片的空地。

很难想象，在这片略显荒凉的地方，坐落着一家占地面积180余亩，中美合资投入十几亿元的医院。这是一家没有门诊大厅的医院，医院综合大楼一层有许多扇门，朝着各个方向开放。

为什么在观海卫

2014年7月15日，慈林医院正式开业，美国HCA公司是慈林医院的第一个股东。作为美国最大的医疗集团，为什么要来慈溪的观海卫镇成立一家医院？这个缘分源于美国报纸上刊载的一则广告：慈溪市第二人民医院要进行改建，招商引资。

HCA的投资者托马斯·弗里斯德尽管已经70多岁，还是毅然把目光牢牢锁定在了慈溪。共计15亿元的投资体量，让慈林医院成为当时国内规模最大的合资医院。单从慈林医院的建造方面，就足以窥见浓浓的美式气息。设计之初，考虑到当地多台风的自然情况，出资方不惜斥资2000万元把地基抬高了两米。在内部功能设计方面，也颇有些美式色彩，手术室、CT室、核磁室，就安排在急诊旁边的位置，完全从病人的角度着想，尽可能地为抢救生命争取更多时间。此外，慈林医院的水电、消防、能源供应等后勤系统的设计，可谓是一本标准的教科书，规范并且安全。建成之后，宁波消防局前来验收，却发现竟然没有相匹配的验收标准。就药房消防系统而言，慈林医院在原定设计中采用的是气体灭火，这样既可以达到灭火的效果，还能够保证药品的完好。这样的理念和做法在当时国内是比较少见的。

那么慈林医院为什么选择建在观海卫这个镇上？在美式办立医院的理念中，医院的地理区位并不是首要的考虑因素。世界上有名的医院——梅奥诊所，起家于当时只有10万人口并且位于寒带地区的美国明尼苏达州。100多年过去了，梅奥诊所成了全世界医生

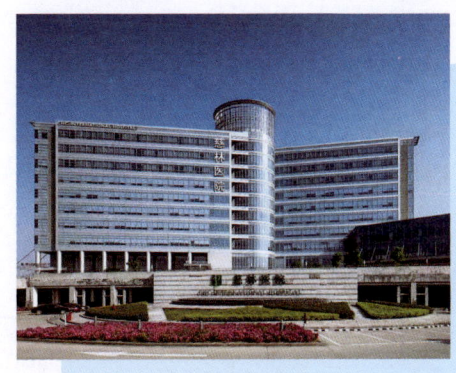

宁波慈林医院外景

患者心目中的口碑好的医院，被称为医学诊断的"最高法院"。

慈林医院CEO李启东认为，只要一个地区有足够的人群，有发达的经济，老百姓有医疗需求并且可以付得起医疗费用，这就是办一家医院的基础。放眼位于慈溪市东部的观海卫，工业发达，坐拥超过30万名本土以及外来务工人口，在杭州湾南岸，人口净流入，医保全覆盖，这片土地上有足够的医疗需求。在这里，观海卫的老百姓需要一家这样的医院，这是慈林医院的使命所在。

李启东举了这样一个例子。慢性肾功能衰竭患者需要依靠血透维持生命，慈林医院在起步阶段，有20位血透患者在医院接受治疗，现在慈林医院收治的血透患者已经达到了120例。如果没有慈林医院，这120个家庭需要背着大包小包去宁波、去上海，进行每周2—3次的治疗。而正是因为有慈林医院在，这一方土地的百姓在家门口就可以享受到便捷的医疗服务。

"我们不在杭州、不在宁波，而是在县级市下属的乡镇上，如何能让当地老百姓少花钱又能享受到和大城市一样的优质医疗，是我一直思考并积极想办法解决的问题。"李启东说。

医院、学校是一个地区关乎民生最基本的基础配套机构。慈林医院的存在也给周边地区带来了一些积极的改变。碧桂园、中粮、蓝城，一系列大项目都在紧锣密鼓地规划中。因为这家医院，这片土地将会变得更加完整和谐，变得更加美好起来。

好医院的一把尺子

李启东的办公桌上有一样文具：一把透明塑料尺。这把尺子是极寻常不过的，可是为什么会出现在慈林医院首席执行官的办公桌上？谈话间，李启东还常常习惯性地拿起尺子在空中划出弧线。

是尺子，也是尺度。作为医院的管理者，李启东时时刻刻关注"四医问题"——医药、医保、医院、医生，关心如何把一家医院长久地经营下去。"只要有利于慈林医院发展的我都支持，阻挠慈林医院发展的我都反对，就是这样一把'尺子'，仅此一个。"李启东在谈话间又不自觉地拿起尺子，随着他抑扬顿挫的语调上下挥舞，举得不高，但是攥得很紧。

李启东最近总结出了一家好医院应有的尺度，或者说一个公式。

这个公式的第一项是文化、组织和使命。慈林医院的企业文化是什么？"是一个'爱'字。"李启东说。从医院管理的角度而言，首先要爱自己的员工；对于服务的对象而言，要爱慈林医院的患者，把患者的需求放在第一位；医院的创立和发展需要巨大的资金投入，还要爱自己的股东；最后落脚点，要爱医院，并且要做到言行一致，知行合一。

美国HCA公司的信条是：我们会一直坚持自己的使命和信念，那就是把病人放在首位，永远追求医疗质量，以及把员工视为企业最大的财富。"慈林医院办院越久，对这句话体会得就会更加深刻。"李启东说。

组织指的是建立现代医院体制，在管理者的带领下，设计出符合医院自身特点的组织架构。谈及慈林医院的使命，李启东认为，改善这一地区的医疗生态，使老百姓在家门口就可以享受到同质化、可及性、付得起的医疗，就是这家医院的愿景所在。提供与三甲医院等同的医疗服务、医保农保覆盖的高质量医疗资源，这样的慈林医院就在老百姓身边，就在观海卫，就在家门口。

这个公式的第二项是学科、技术和服务。医疗的特殊性在于，其提供的服务需要附加在人的身上才能发挥作用。这是医院安身立命的基础所在，并且需要依附于医院的员工体现出来。所以李启东认为，这项内容的核心要义是要引进人才、培养人才，并且要让员工了解医院的文化。然后通过学科的建设输出医疗技术，输出带有慈林医院色彩的医疗服务。

"高效、精细化的管理是公式的第三项。"李启东接着说，"而这些都来自信息化、来自数据化，并且要有规章、有规则地把其组织起来，兼顾高效原则。"此外，要合法办院，合规行医。医院遵守医保的各项规章制度，医生遵守行医的各项规范，这是好医院的最低门槛，也是公式的要义之一。

最后，有好的文化、组织、学科，有好的管理，又合理、合规、合法地去经营，接下来要做的就是时间的积累。

从慈林医院管理者对好医院的定义中可以看出，一家好医院就像是一个完整的人，既要有好的体魄，也需要有灵魂。看重人的作用，发挥好人的智力、才力，是慈林医院实现发展的重要利器。

都是"慈林人"

"企业即人。"这是日本"经营之神"松下幸之助的名言。作为慈林医院的CEO,李启东也格外重视人的因素。他认为,一群目标相同的人,有相同的志向,志同道合地去完成某一种事业,这个事业多半就成了。

现在慈林医院的员工一共有780余人。如果把员工进行分类的话,一类是由原慈溪市第二人民医院改制而来的老员工,共计200余人,这些员工具有事业编制。另一类是通过招聘渠道聘请而来的新员工,属于合同制员工。

人心齐,泰山移,如何加强管理让所有员工打破这层隔阂,融合在一起?这成了李启东首要关注的问题。

"不讲外地人与本地人,只要在慈林医院,就都是慈林人。大家只有同一个目标,就是改善这一地区的医疗生态,为当地老百姓提供同质化、可及性、付得起的医疗。"在这样的号召与行动指导下,慈林医院逐渐实现了思想统一,上下一心,凝聚了力量。

于李启东而言,能最大限度地提高这家医院的水平,一定在于人才的引进、学科的建设、效率的提高,他的主要工作也围绕此中心开展。对于人才的引进,李启东最为看重的就是具有相同的价值观:有医者的仁心,要有为百姓、为这一地区做点实事的初心。

长海医院郑兴教授每个周一的早上五点钟起床,从上海出发,赶往慈林医院坐诊,八点钟开始查房,查完房开始手术。春夏秋冬,寒来暑往,他已经坚持了3年。这一方面体现了郑教授高度的责任心;另一方面反映出的是慈林医院的吸引力。

栽好梧桐树，引得凤来栖。除了专家学者，慈林医院也在大力引进各专业医生，李启东将这种现象称之为"孔雀东南飞"。

慈林医院给人才提供了相对不错的发展平台。就2020年来看，慈林医院的门诊量已经接近80万人，这样的门诊体量，有益于医生临床经验的积累、行医能力的提高。同时，慈林医院也给予了员工合理的回报。随着慈林医院的发展，"慈林人"在与医院共同奋斗的过程中渐渐拥有了归属感，愿意安下心来，随着慈林共同前行。

放眼现代社会，各行各业的职业经理人越来越多，医疗行业也是如此，一个好的管理者对于所属机构的重要性不言而喻。那么从另一个角度来看，管理者李启东也是慈林医院的"引进人才"。

李启东毕业于武汉同济医科大学，曾在卫生部中日友好医院外科工作20余年，2011年6月至2015年11月任凤凰医疗集团北京健宫医院院长，其间从医院顶层设计到具体操作做了大量工作，尤其在人才引进、医疗质量改进方面取得了一定的成就。

李启东祖籍慈溪，回到慈林医院出任执行院长，是有一种家乡情结使然。2015年11月5日，李启东正式到慈林医院工作，任职期间带领管理团队明确医院发展方向，设计医院顶层规划，重视医院文化使命建设，大力发展学科技术服务，运用精细高效管理手段，强调合法执业、合规医疗，4年时间，使医院总收入从2015年的2亿元，提高到2019年的4.3亿元，EBITDA实现从2015年的负6866万元跨越到2019年的3000万元左右。他认为，对于当前非公医疗机构而言，最大的成功就是拥有好的口碑，是切切实实地为老百姓解决问题，同时也要实现自给自足，生存下去。

李启东坦言自己没有小我，只有大我。每当引进一个医生集团，每当有一个学科专家入驻慈林，对他而言，这就是在慈林医院最快乐的事情、最美好的事情。

高水平学科建设

学科建设一直是慈林医院发展的重中之重，建设重点学科，引进医生集团，慈林医院的硬实力在这些年里不断得到强化。

骨科是慈林医院传统优势学科，慈林医院骨科在2015年被评为慈溪市医学重点学科。这一学科的发展是符合当地的实际医疗需求的。观海卫以发展工业为经济支撑，工人受伤需要得到及时有效的治疗，针对这一状况，慈林医院的骨科不断提升医疗质量，寻求新的技术突破。2018年11月3日，慈林医院与骨卫士医生集团签署合作协议，慈林·骨卫士——骨科中心成立。中心成立后引进上海长征医院、上海某大三甲医院、宁波六院等专家入驻慈林骨科。科室有2个病区，共70张床位；共有医师21名，其中副高及以上医师8名，主治医师6名，具有执业医师资格的住院医师7名，护士（师）17名；下设脊柱及脊柱微创、关节、运动医学、足踝、手外、中西医结合等骨科细分专业，旨在为各类骨伤患者提供细致、高质量的医疗服务。

在慈林医院的发展道路上，2017年是不平凡的一年。

这一年，慈林医院的首个股东HCA投资集团从慈林医院撤资，交由有信任基础的美国贝恩资本注资。2017年5月，慈林医院加入亚太医疗集团（Asia Pacific Medical Group，以下简称APMG）。

虽然投资方发生了变化，但在慈林医院具体的管理方面，仍由原团队进行运作。李启东早期对于慈林医院的规划蓝图也得以继续绘制。

慈林的脑科中心整合了神经内科及神经外科，早在数年前神经外科就已入选浙江省第三批非公立医疗机构临床特色学科。2017年，慈林神经内科摘得中国卒中中心牌子，进入浙江省卒中地图，这也是全市唯一一个具有溶栓、取栓能力的医院。

在医疗行业深耕多年，李启东始终保持着敏锐的目光，对行业保持足够的敏感性。医生集团兴起之时，李启东兴趣颇浓，"医生集团是中国医生群体第一次自发参与医改的形式"。后期慈林医院与多个医生集团的合作自然也水到渠成。

2017年7月，慈林与哈特瑞姆医生集团合作成立心脏中心。打造"多学科专家组协作诊疗（MDT）""1＋N"（1名上海大三甲专家长驻＋N名其他专家定期坐诊、手术、查房）模式，真正实现诊疗一体化及全流程管理病人，让心脏病患者受益。

慈林·哈特瑞姆心脏中心正式开诊以来，集团核心专家、第二军医大学长海医院心血管外科原主任医师、博士生导师李莉教授扎根慈林医院，作为"定海神针"般的"1"，全面主持心内科工作。

另外，邵逸夫医院蒋晨阳教授、长海医院郑兴教授先后到慈林医院进行定期门诊、查房、会诊及手术指导。同时以哈特瑞姆华东团队为首的哈特瑞姆心脏医生集团近100名全国专家按需调配，只要有需要，各路专家就会赶到慈林医院给予各方面的支持，"多学科专家组协作诊疗（MDT）模式"的线上会诊几乎每天都在进行。

"与哈特瑞姆合作的1＋N模式非常出彩！"李启东说，其中的"1"既是某个亚学科的专家，又是"二传手"。"这个'二传手'是高效、可信任的，知道心脏领域哪个专家最擅长治疗哪类疾病，让老百姓告别无序就医，精准找到专家，而不是去北上广漫无目的到处就医。从某种意义上说，就像专科和全科的结合，这也是医改寻求的方向。"

全国的胸痛中心，全国的房颤中心，慈林医院也已经将它们收入囊中。以前慈溪市地区的心脏病患者舟车劳顿跑上海、跑宁波，现在不用了，以大三甲医院的专家学者背书，以慈林医院的平台为支撑，慈林医院几乎可以完成所有类型的心脏手术，在慈溪当地就能解决问题。"慈林·哈特瑞姆心脏中心在当地口碑非常好，而且医疗质量一点不输大城市的医院，也慢慢改变着整个观海卫镇的医疗生态。"

从另外一个角度看，医疗资源的下沉，分级诊疗的落地实施，慈林医院是在用行动践行这一国家医改政策，促进医疗资源实现均等化，让老百姓可以更加便捷地享受到高水平的医疗服务。有着22年公立三甲医院工作经历和8年非公医院经营经验的李启东，深刻认识到一家医院甄选合作伙伴的重要性。对与哈特瑞姆心脏医生集团的合作，他概括为"从最期待到最满意"。

此后，慈林医院加快了学科建设的脚步。慈林医院肿瘤中心于2018年11月24日正式成立开诊。核医学科于2018年开科，慈林医院是宁波市唯一开设此学科的医疗机构，填补了该市空白。

普外科是医院的重点科室，也是医院各个学科发展的重要支撑科室。慈林医院普外科引进了多名技术一流的大三甲专家，组成一支水平高超、技术精湛的专家型治疗团队。科室床位36张，专业医生12名，其中高级职称6名。科室主任胡志浩曾工作于上海长海医院外科，医院院长李启东曾在北京中日友好医院肝胆外科工作22年。科室人员不仅工作经验丰富，而且各具亚专科特长，包括肝胆胰外科、微创胃肠外科、甲状腺乳腺外科、微创疝外科、肛肠外科等，致力为患者解除病痛，提供优质医疗服务。

如何处理好学科质量、效率、成本控制这些问题，是医院在医疗竞争格局中生存的关键。对于管理者而言，尤其需要考虑成本控制。李启东提到了国内即将推行的DRGs付费方式。DRGs的指导思想是：通过统一的疾病诊断分类定额支付标准的制定，达到医疗资源利用标准化。这有助于激励医院加强医疗质量管理，迫使医院为获得利润主动降低成本、缩短住院天数、减少诱导性医疗费用支付，有利于费用控制。

在未来，慈林医院也将响应国家号召，把这一付费方式大力推行开来，在高水平学科建设的基础上，提升自身的医疗服务能力和管理能力，从而更好地服务患者。

静待时间的芬芳

"未来的慈林医院将会是一家平台化的医院，成为汇聚各路专家前来执业的平台。"这是李启东心中所设想的蓝图。就时间维度来看，慈林医院确实还显得年轻，就像一株正在生长的玫瑰，深深扎根在观海卫这片土地上，努力汲取着阳光和雨露，积蓄力量孕育花蕾。所要等待的，只是时间，也必须经历这段时间，让这朵时间下的玫瑰去调整好每一片花瓣的角度和方向，以最美的姿态优雅地绽放。

台州骨伤医院：
从中医世家到百年品牌医院

对于台州骨伤医院而言，最宝贵的财富就是时至今日已传承七代人的章氏骨伤疗法。走近这个中医世家，探索台州骨伤医院作为浙江社会办医的地区性缩影，会发现那些融进百年历史的医者初心。在滚滚向前的岁月长河中，台州骨伤医院沉淀下来的不仅有"诚心诚意"的医者品性，同时还有开拓创新、与时俱进的进取精神。始于中医世家，愿景是打造百年品牌医院，"台骨医"随着时代的脉搏不断前行。

章氏家族的传承与初心

台州黄岩章氏骨伤疗法（章氏骨伤科）至今已经传承了七代人，近200年历史，拥有高度的民间认可度。2011年，台州骨伤医院申报的"章氏骨伤疗法（中医正骨疗法）"成功入选第三批国家级非物质文化遗产名录,这是台州市第一个传统医药类国家级非物质文化遗产项目。国家层面的认定,对章氏骨伤科而言意义非凡,同时这也是中华民间传统医学的一份殊荣。

对章氏骨伤疗法的传承谱系进行历史溯源,两个世纪不过转瞬。

浙江台州黄岩宋岩山一带,钟灵毓秀。章氏骨伤科就源于宋岩山下的焦坑村。清道光三年(1823),焦坑村的章正传一日卖柴回家,在澄江边搭救了一位奄奄一息的游方僧人。为表感激,僧人对宅心仁厚的章正传说:"吾有一技,可造福四方乡邻,广结善缘,更能积德于子孙,如若肯学,必当倾囊相授。"章正传询问何技,老僧说:"中原佛家正骨之术。"章氏兄弟于是便正式拜老僧为师,学习其独门的正骨法。

数月后,老僧见章正传已得精髓,便留下"诚心诚德"4字,飘然而去。

章正传谨奉师训,苦心钻研,实践改良,终开章氏骨伤一脉。

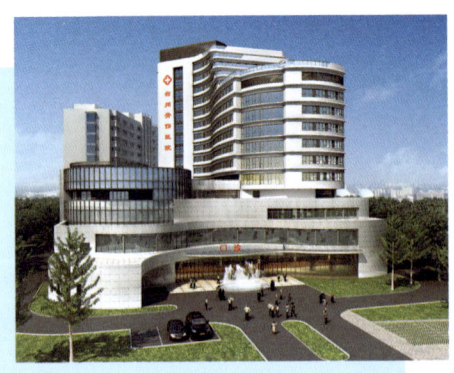

台州骨伤医院外景

第三篇章
浙江民营医疗机构盘点

故章氏骨伤实源于中原佛家伤科,结合江南民间疗伤特色,独成一派。而后经过章如奎、章玉堂、章宗清三代人的传承,章氏保春堂接骨济世,总结出一套内外兼治、渐成体系的理、法、方、药,研制出汤、丸、散、膏、丹、酒等系列伤药。

章氏骨伤从第五代传人章显法开始,走上了一条内外并蓄、中西医结合的新路。

"继承不泥古,发扬不离宗。"章显法一直强调要与时俱进,不能故步自封。20世纪60年代,除了让子女进修西医外,他还吸收现代科技来提高传统的中医骨伤疗效,在当地率先引进了静电摄片X光机。由于当地还没有通电,他请来浙江大学物理专家因地制宜改进X光机,创造性地利用拖拉机头发电为机器提供电力,来弥补农村地区放射检查条件不足的缺陷。

除了家传杉树皮固定法外,他还引进西医骨科里的石膏固定法,与传统手法相结合,取长补短,大大弥补了传统医术的不足,于20世纪60年代还曾作为科技成果展出。他善于灵活辨证施治,运用各类正骨手法,达到了"法之所施,病人知痛骨已拢"的境界,并将各种牵引装置投入临床使用,以达到最佳治疗效果。1963年,章显法被评为县级名中医。

章显法严以自律,一世清贫。去世后,他留下了"最丰厚"的遗产,就是他钻研过的一大堆医学典籍和读书心得笔记,以及"仁心仁术,传承发展,追求卓越"的核心精神价值与章氏骨伤完整的医疗体系。

章友棣是章氏骨伤科第六代传人。他不局限于祖传骨伤科技术的传承,在父亲的支持下,章友棣赴浙医二院骨科和浙江中医学院附属医院（省中医院）骨伤科进修深造。祖传的医术加上现代医学科技，使章友棣逐渐形成了一套独特的中西医结合治疗骨伤筋伤方法。

第七代传人章鸣、章仪还是中青年一代，敢想敢做，已经积极投身于医院的建设与发展的工作中去。章鸣现已成为浙江省首批非公立医疗机构临床特色学科——显微外科（手创伤科）学科顾问，浙江省第三批非公立医疗机构临床特色学科——骨外科学科带头人，温岭市医学重点学科——手创伤学科带头人。

能传承200年之久，除了技艺的迭代，一定有其坚守的精神力量。已经60多岁的第六代传承人章友棣在接受采访时说："与人为善，一心一意为百姓着想，百姓需要什么我们就做什么，良心是第一位的。"

回望历史，在一代一代的传承中，章氏后人都留下了救病人于危难，妙手回春的佳话。老僧当年所书的"诚心诚德"4字早已被记入了章氏家谱，以明行医之训。

温岭社会办医的标杆

改革开放之后，温岭地区的社会经济也逐渐活跃起来，股份制的工矿、企业层出不穷。敢想敢拼的章氏骨科第六代传人章友棣决心成立一家股份制医院。

1993年，章友棣所在的石粘镇卫生院改制为股份制民营骨伤科专科医院。

在时任温岭县卫生局局长周冬明和当时县政府有关领导支持

下，1995年改制完成的新医院（温岭骨伤科医院）于当年8月8日开诊，核定床位150张。

在温岭市档案馆，存有一份1995年5月4日的文件：市政府批复市卫生局《关于温岭市骨伤科医院试行股份制实施方案的报告》。从方案上看，改制后持有骨伤科医院量化金额股金的股东只有15人，另有配股及参股股东4人。也就是说，19个股东集资200多万元参股联合办立了这家民营医院。

民营医院在当时还是个新生事物，各界都存在争议。为了筹建并加快新医院发展，1993年，从浙医大毕业已分配到公立医院工作的章友棣长子章鸣（章氏骨伤科第七代传人）听从父亲的号召，毅然从公立医院调回至温岭骨伤科医院工作。当时章友棣夫人叶荷老师也从城北小学退休加入到改制办院的新征程中，1995年9月，章友棣次子章仪（章氏骨伤科第七代传人）大学毕业后也随即加入到温岭骨伤科医院，他们和章友棣一起艰苦创业。

1995年，医院开诊乃至以后的几年时间里，生活条件和工作环境都非常艰苦。当年40多位职工跟随章友棣常年住在医院里，以医院为家。没有通自来水，他们只能喝黄泥井水。因为缺少人手，他们平时下班后或者休息日要参加生产劳动，平整土地、打扫卫生、拔草；晚上还要参加护院队，拿着手电筒在医院周围巡逻。但是众人却并不喊苦叫累，一心只为医院能发展得更好。

20余年间，台州骨伤医院不仅积极地拓展对外合作，同时也"内修其身"，不断提升医院的医疗水平、硬件设施。作为温岭首家民营医院，"台骨医"一步一个脚印，逐渐夯实前行的道路。

从外部来看，1996年，台州骨伤医院与上海六院骨科建立了联合医院，得到了上海六院的技术扶持。1997年，卫生部第二任部长钱信忠为医院和章氏骨伤科亲笔题词"弘扬章氏伤科，造福人民健康"，这为医院发展树立了信心。1998年，聘请了第四军医大学西京医院骨科原主任李稔生教授来院主持医疗工作，为医院打下了良好的基础。2000年，医院与上海华山医院、无锡手外科医院和青岛解放军401医院建立了手外科联合医院。在随后的发展中，"台骨医"与湖北中医药大学、江西中医药大学、台州学院等省内外多家学校建立合作关系，并成为其临床实习基地。

"台骨医"的医院内部建设也历经了几个关键节点。2006年12层新住院大楼落成投入使用，紧接着医院被省卫生厅评审为二级甲等中医骨伤医院，随后医院开始按病种分科收治病人，还研制出"章氏伤痛胶囊"，并获得了国家发明专利。2007年，医院经历了改名，从"温岭骨伤科医院"正式更名为"台州骨伤医院"，同一年相继开设了整形美容科和康复医学科，并且引进了微创治疗椎间盘突出技术。

2011年，医院申报的"章氏骨伤疗法"（中医正骨疗法）成功入选第三批国家级非物质文化遗产名录，成为台州市第一个传统医药类国家级非物质文化遗产项目。这一年还开设了脊柱外科独立病区；同时，成功承办了全国显微外科学术年会，开创了在县级市并且由民营医院直接参与承办全国性学术会议的先河。

2013年，医院的手创伤科（显微外科）入选浙江省首批非公立医疗机构临床特色学科。

2014年，医院晋升为国家三级乙等中医骨伤医院，成为浙江省首家三级民营中医骨伤医院，这也是台州市首家三级民营医院，同年成为台州市民营医院协会会长单位。同年,还购置了德国西门子1.5T超导磁共振,建设了5000平方米厂房,申报的一个手显微外科科研课题获浙江省科技三等奖,同时科技楼(兼职工宿舍楼)投入使用。

2015年,"台骨医"举办了建院20周年庆典。这一年,医院的骨外科学入选浙江省第三批非公立医疗机构临床特色学科。这一年,购置的5000平方米厂房改装为住院病房,17层新门诊综合大楼开始动工建造。据章友棣介绍,台州骨伤医院门诊综合大楼是浙江省重点工程项目,项目用地面积8748.5平方米,总建筑面积36637平方米(可增设400张床位),建筑总层高为17层,包括4层裙房和配套的两层地下室,总投资额为2亿元,建成后医院可开设床位总数达到1000张,总体规模和实力将再跃上一个新台阶。

如今的台州骨伤医院核定床位已达到600张,员工600余人,并形成了中医骨伤科(正骨科)、筋伤科、上肢创伤科、下肢创伤科、手创伤科(显微外科)、脊柱科、椎间盘突出症专科、骨关节科、小儿骨科、运动医学科(关节镜微创外科)、康复医学科、整形美容科12个特色品牌学科。医院一直立足科技创新,以疗效和群众需求为发展导向,坚持以做细、做精、做优、做强特色品牌学科为目标,大力引进高、精、尖技术,走中西医结合和专科专病专业化治疗道路,在传统中医正骨基础上广泛开展创伤骨科、断指(肢)再植、拇手指再造、手功能重建、游离组织移植、各类整形重建修复、人工关节置换和关节镜微创修复、脊柱脊髓损伤修复和椎间盘突出微创治疗以及周围神经损伤修复手术,部分技术达到了国内先进水平。

二十余载的发展历程，台州骨伤医院是在走一段上坡路，虽然艰辛，但是每一年都在实现"海拔"的提升。台州骨伤医院的发展中，良心、人才、设备三驾马车并驾齐驱。

数百年传承的"诚信诚德"不会改变，除了本地区的义诊、送医下乡，章友棣还曾远赴宁夏西海固地区义诊献爱心。长子章鸣、次子章仪也热心于社会公益事业，关心弱势群体。10多年来，章仪积极联系和协调器械器材供应厂商，千方百计为家境困难病人申请器械器材成本价供应或直接减免部分费用，累计为病人节省了30多万元器械材料费用。他负责经营的浙江沃泉实业投资有限公司经常赞助社会各类慈善公益事业。

人才培养方面，章友棣一直在亲力亲为。祖传的章氏骨伤疗法，他认为应该并不仅仅限于家族内部传承，作为一项国家级非物质文化遗产，应该是属于这个民族的瑰宝。他从创院初期就在积极带徒，让章家的医术惠及更多的患者。

医院在设备方面也一直紧跟前沿。台州骨伤医院率先在本地区引进德国西门子最新型、最先进的1.5T超导Avanto磁共振，具有"类PET"成像功能，可用于对癌因子暨恶性肿瘤的早期筛查及转移检查，使肿瘤早期检查跨入"平民"时代，为本地区肿瘤早期防治的推广带来希望。最近，医院更是引进了3.0T磁共振和64排CT。

台州骨伤医院立足自身发展，一路走来斩获了诸多荣誉，"浙江省文明单位""浙江省平安医院""国家三级乙等中医骨伤医院""全国十佳骨伤医院""中国显微外科临床基地""温岭市创建百姓满意医院先进单位"以及温岭市新社会组织"双强十佳"暨"发展强、党建强"党组织……

每一份荣誉的获得,都离不开台骨医人脚踏实地的付出,为病人送去康复的希望。正如台州骨伤医院院歌所吟唱的:"收获了生命的春天……创造了美好的明天……"

社会办医的发展不能离开社会环境的包容与社会政策的支持。在温岭这块热土上,社会力量办医丰富多样,温岭市是全省首批"做强做优公益性医院、放开营利性医院"改革试点市。近年来,温岭市不断深化医药卫生体制改革,落实发展社会力量举办医疗机构的各项政策,创新社会力量办医机制,构建多元办医格局,引导社会办医疗机构和公立医疗机构错位发展、良性竞争,强化和完善多种所有制并存的医疗卫生服务体系,促进社会办医良性平稳发展。

从一家乡镇卫生院发展到全国十佳骨伤医院,从温岭骨伤科医院到台州骨伤医院,从一开始的6名医护人员到现在超过600人,台州骨伤医院这一路走来经历了风风雨雨,同时也留下了众多光辉灿烂的成就。章友棣最大的愿景是将台州骨伤医院打造成百年品牌医院。2020年初,17层的综合门诊大楼启用,三甲医院的评审工作也紧跟其后,一切都在朝着更加美好的方向发展。

新的综合门诊大楼楼顶造型像一艘船,在新的历史节点上,台州骨伤医院即将扬帆起航。

在社会办医的汪洋大海中,千帆竞发之势就在不远的前方,星星点点,未来可期。

微医：数字健康　一路领跑

梳理时间的脉络，10年前，中国互联网正处于英雄辈出的年代。当互联网改变着人们的生产生活方式，当"互联网＋"逐渐形成一种思维，开始赋能传统产业的转型升级，我们的世界跑出了日新月异的加速度。

2010年，"互联网＋医疗健康"行业还处于萌芽期。如何以互联网或移动互联网为载体，以信息技术为手段，与传统医疗健康服务深度融合从而形成一种新业态来解决传统医疗健康服务中的痛点，成为彼时业界思考的问题。微医，应运而生。

10年来，微医以"健康有道，就医不难"为使命，始终致力于通过创新和科技推动中国医疗健康产业数字化、智能化，为全社会提供优质、高效、可及的医疗健康服务，守护着亿万人的健康。

实现真正的价值

8月4日,胡润研究院发布2020胡润全球"独角兽"榜。在拥有全球"独角兽"企业的城市数量上,杭州和深圳均以拥有20家"独角兽"企业并列全球第五,位列全球百强的杭州企业中,微医榜上有名。

这般成绩的取得,离不开微医在数字健康产业的深耕。每一个阶段,微医都以引领者的姿态留下了探索的足迹,从信息技术服务到医疗服务,再到数字健康服务,一脉相承。

20世纪末到21世纪的前10年是第一阶段,是医疗信息化时代。线下医院的数字化快速发展,创立于2010年的挂号网(微医前身),从上海开始,为全国众多医院逐步建立起了完善的院内信息化平台和院内就诊流程。

第二阶段是互联网医疗时代。这一时期,微医创建了中国第一家互联网医院——乌镇互联网医院,并开出全国第一张电子处方,

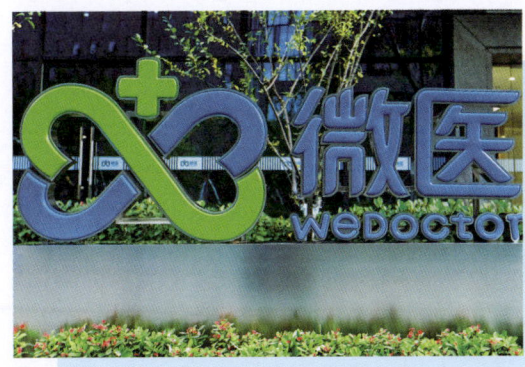

微医外景

开创了在线复诊、远程会诊、电子病历共享、电子处方、药品配送等改革举措的先河。习近平总书记在第二届世界互联网大会的主题致辞中提到,乌镇的网上医院、智慧旅游等是互联网创新发展的缩影,生动体现了全球互联共享的理念。

从乌镇开始,全国掀起了大规模建设互联网医院的浪潮。而微医创立乌镇互联网医院之后,持续推进新业态在全国范围内规模化落地运营,广泛连接各级医疗机构、医生等供给侧资源,并快速发展成为全国规模领先的平台型互联网医院——微医互联网总医院。截至2020年6月,微医互联网总医院拥有12家实体医疗机构和27家互联网医院,连接了全国7200多家医院、25万余名医生和超过2.1亿名实名注册用户。

值得一提的是,在新冠肺炎疫情中,平台型互联网医院发挥了前所未有的作用,微医互联网总医院更是成为"空中战场"的主力军。也因疫情催化,一系列政策实现快速突破,行业快速实现线上线下闭环,加速医院、医生上线提供服务的同时,也培养了广大民众在线获取医疗健康服务的习惯。互联网医院已成为政府落地医改、民众获取健康服务的必要路径之一。

第三个阶段,随着国家卫生健康事业从"以治病为中心"向"以健康为中心"的转变,产业迎来了数字健康的3.0时代。在这个阶段,微医以开放的"微医云"平台为基础,持续提升医疗服务能力、降低药品价格、提高医保基金使用效率、创新医疗器械研发,帮助各地打造"以人民健康为中心"的数字健共体,构建起由政府、医院、医生、患者、医药医疗器械生产企业等相关角色共同参与协同发展的生态体系,为广大用户提供线上线下融合的一站式医疗和健保服务，成为中国数字健康的基础设施。

网络的本质在于互联，信息的价值在于互通。而微医，正是这一价值的实现者。

数字未来，健康与共

2019年9月20日，微医集团董事长兼CEO廖杰远因在"互联网＋健康扶贫"领域的开创性贡献，获全国脱贫攻坚奖创新奖。廖杰远表示，在以健康为中心的医改3.0时代，数字健共体可以真正建立起老百姓的健康维护体系。

数字健共体，进一步激活了人们对"互联网＋医疗"的想象。作为国际领先的数字健康平台，微医首提的"数字健共体"自2019年以来正在全国各地落地开花，搭建起数字健康的新型基础设施，目前已在天津、山东泰安、德州、湖北黄冈、宁夏银川等多处落地。

数字健共体，是以数字化平台为支撑，以人民健康为中心的医疗共同体，通过数字技术为国家医改提供有力抓手和关键的组织设计。微医数字健共体，是微医为协助地市级政府落实医疗改革，专门推出的一站式数字健康解决方案。其核心在于结合落地城市的实际需要和医疗卫生条件，以打通医药保的数字化平台作为技术支撑，搭载药品耗材机械联采、智慧医保、分级诊疗、互联网医院、慢病管理系统，以及数字医养和产业基地等几大系统板块，并通过统一健康门户向辖区内组织及个人输出相关医疗健康服务。

受新冠肺炎疫情刺激，医疗健康服务的数字化进程空前加快，公众对线上线下结合的医疗服务的接受度迅速攀升。《2020年互联网医院报告》显示，2020年1月至5月的互联网医院建设数量已接近2019年的总量。

因为疫情，健康的数字基础设施被放到了空前重要的位置，国家密集发布数字化、新基建相关政策，释放一系列利好为行业发展增添新动力。尤其是医保政策的进一步开放，将为"互联网＋医疗健康"的新服务、新业态引入"超级支付方"。2019年，全国医保总支出约2万亿元，这其中的一部分作为互联网医疗服务的支付方，将有力地推动行业的发展，对患者就医方式的选择产生积极影响。

与此同时，更多传统医疗机构也开始积极参与其中，有利于进一步优化市场资源配置，增加供给。在平台型互联网医院的连接赋能下，更多单体的互联网医院将具备跨医院、跨地域调配医疗资源的能力，服务更多的老百姓。

9月4日，来自北京大学、浙江大学、复旦大学的30余位学界、业界权威专家齐聚微医总部，共同探讨如何协同发挥好医疗机构的资源和诊疗技术优势，研究机构的学术前沿成果，以及企业的产业整合与服务供给能力，为医学、医疗服务的数字化以及医疗健康服务要素的融合按下了"加速键"。

未来，微医将继续以数字健共体为抓手，携手政府、医疗机构、医生、医疗健康企业等合作伙伴，为人类的健康福祉奋力前行。

温州华侨伤骨科医院：时光的故事

在整个浙江社会办医历程中，有一家绕不过去的医院，就是由温籍旅法华侨、出身中医骨伤世家的王永达，于1985年创办的国内首家民营医院——温州华侨伤骨科医院。

通过这几个月的走访，《医路逐梦——浙江社会办医纪实》一行看过了许多高规格、大规模、上档次的民营医院。乍一走进温州华侨伤骨科医院，与"全国首家民营医院"的盛名相比，这家诞生于20世纪80年代的医院，在淡淡的中药药香之中，显得有几分特别。而访谈中，副院长王雷对王氏先人历史的追忆、对中医传统手法的传承、对医院现代发展的讲述，全方位地呈现了这家老牌伤骨科医院的内在活力。

回到杭州后，记者的邮箱里收到了王雷发来的整整100页，当年申报温州老字号的珍贵档案。对王雷的信任感激之余，记者读着珍贵的材料，循着记忆中的实地画面和王雷的绘声讲述，于文字中寻找温州华侨伤骨科医院的发展轨迹。

那么，这一次，让我们把时针往回拨，回溯全国首家民营医院的故事。

薪火相传

温州华侨伤骨科医院由归国华侨王永达正式创办于1989年，其实，它有一个更古老的名字，"王娭薪堂"。迄今，王娭薪堂已传承九代，历200多年光阴。2009年7月，王娭薪堂中医正骨疗法被浙江省文化厅列为第三批浙江省非物质文化遗产名录，这也是温州地区第一个传统医药类省级非物质文化遗产项目。

影视作品中，时常出现一些武艺高超的江湖人士帮人疗伤的镜头，这其实也透露出，传统武林人士在接骨疗伤方面的天然优势。

王娭薪堂接骨疗法创始人王宗茂，曾分别在南北少林有过习武与教授的经历，所授弟子3000人，精通武术伤科。王宗茂的老家，位于浙江温州瑞安市西北部的金鸡山麓，这里毗邻温州文成

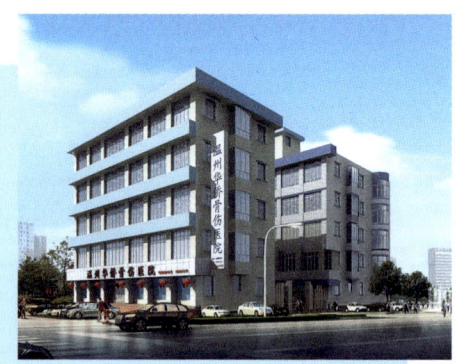

温州华侨伤骨科医院外景

县、丽水市青田县，有一处海拔1000米以上的高山古村落枫岭乡西龙村，草药资源丰富。回乡后，王宗茂结合了南北少林正骨术及本地山区实际，独创骨伤科治疗新法。

相传，清乾隆五十六年（1791），王宗茂曾经处州府（今丽水市）青田知县王觐光引荐，为当时左脚受伤的乾隆皇帝治病。经王宗茂独创手法和秘制的草药饼治疗，乾隆脚疾痊愈，赐其金银及紫铜面盂一个，青田知县王觐光也于是年九月题匾"王燹薪堂"予以褒扬。堂号意在教导和勉励王家后人，薪尽火传，永远沿着光耀千秋的"习武、行医、修德"之路求索，为民服务。

王宗茂至王启芝五代，都在瑞安西龙、文成、青田、丽水等地为老百姓接骨看病，翻山越岭出诊，不管天晴天阴、白天黑夜随叫随到。王氏子弟自有耕种财产，不以行医专业谋生。他们认为，行医是修德之路，不收病人诊费、药费。至年终节日，部分病人送点鸡蛋、猪肉等小礼品作为心意。

第六代王德书（号治平），生于光绪年间，医术高明，1964年受聘于瑞安市人民医院伤骨科。《瑞安市志》记载其为"著名中医师""精伤科"。《瑞安卫生志》之《历代名医略传》及《瑞安医药史略》之《医林人物志》中记载其"习文练武，精通拳术，世传伤骨科，善用民间单验方，名传瑞、平、永嘉、文成、青田，欲求正骨伤科者，络绎不绝，常以治病为重，报酬为次教育后辈"。

光阴流转，王燹薪堂中医正骨疗法传到了第七代王永达手里。当时，王永达在欧洲荷兰、法国开设了两所中医骨伤门诊部，经法国侨联引荐给前来考察的时任温州市长卢声亮，初步达成了回到故乡温州创办医院的意向。

就这样，温州，浙江民营经济重镇，也成了全国社会办医的首发之地。温卫医〔85〕166号文件显示，1985年7月27日，根据国务院国发〔85〕62号通知精神，温州市卫生局同意兴办温州华侨伤骨科医院。经过4年筹备，1989年，全国第一家民营医院——温州华侨伤骨科医院正式诞生。

王永达回国办医，除了传承祖传中医骨伤治疗技艺的需要，更是预见到国外民营专科医院的模式在医疗资源紧缺的国内会大有市场。这些年，除了在温州地区形成品牌影响外，王奭薪堂还辐射到台州、丽水、湖州、福建北部，为多地区病患正骨疗伤。

迄今，王氏后人在国内外创办医院、门诊部、研究所共达12所，占地面积50多亩，年门诊率16万多人次，住院4200多人，全面辐射了中国香港和台湾地区，以及荷兰、法国、意大利、西班牙等10多个国家，培养了正骨疗法560多位传承人。

差异化发展

温州华侨伤骨科医院，长期定位于骨伤科专科医院，靠着历代对祖传的中医正骨疗法的继承，坚持用实际疗效说话。

王院长指出，除了先发优势，差异化优势是温州华侨伤骨科医院屹立不倒的核心因素之一。"温州市附属第二医院就在我们几百米远外，它是温州地区最好的西医骨科医院，以手术为主，而我们是以保守治疗为主，这就是差异化经营。"

探摸、连接、端挤、提拉、按压、揉摩、推滚、拿捏，这是温州华侨伤骨科医院的"八法十六术"。长期以来，医院形成了"八法十六术""三十二种感应手法",采用竹片、杉树皮、固定加牵引、垫枕、悬吊、外敷内服草药等法治疗骨折,对关节脱位、椎间盘突出、痛风、关节炎等运动系统疾病疗效显著。

王雷认为,骨伤科就是一个平民的疾病,在这方面,中医传统治疗具有"快、短、好、省"优势。简单地说,随地行医取药,使伤员得到快速救治;疗程短,病人痛苦小;愈合好,损伤部位不留疤痕;利用本地草药资源,采用方便省钱。

在温州华侨伤骨科医院,记者看到了竹片、杉树皮,以及由此制成的夹板、托板等独特的药械工具,它们由王宗茂首创,无声地传递着中医的古老疗法。"我们的正骨疗法是古书上留下来的,考验手法技术。这些东西是老的器材,这些夹板年龄都很久了,可能年纪比我还大。"看着它们,王雷眼神温润,轻声说,"我们治疗用的竹片、杉树皮,是需要根据患者肢体的长度及部位量身定做的。我们有专门的团队去山上把竹子树皮砍下来,然后把它加工成一定的形状去治疗。"

创办全国首家民营医院以来,王氏子弟在继承传统中医骨伤疗法的同时,积极学习现代医学,补长取短,融会贯通。如今,自幼学医的第八、第九代传承人也都走上了行医之路,他们当中9人拥有硕士学位,5人拥有博士学位,博士后2人,联手共同发展王粤薪堂中医骨伤事业。

为了进一步扩大王粤薪堂中医正骨疗法的影响,温州华侨伤骨科医院也进行了更多社会层面的尝试。

2005年,由浙江省体育局武术协会批复,温州华侨伤骨科医院设立了武术伤科研究所,对300多名会员进行义务传授王粤薪堂接骨疗伤法。从抓武术手法基本功着手，循序渐进地口传基本知识。

2017年，温州华侨伤骨科医院作为温州地区唯一入选的传统医药类机构，被浙江省文化厅评为第二批浙江省非物质文化遗产生产保护基地。王雷表示，院方将继续挖掘、搜集、整理王粲薪堂中医正骨疗法遗留下来的住址、用具、物质资料。接下来，院方希望，通过创办王粲薪堂中医骨伤博物馆、开办培训班、召开学术会议、发表学术论文、出版书籍等多种渠道，为王粲薪堂中医正骨疗法的传承提供进一步的支持。

曲折前进

从1989年至今，转眼已过30多年。温州华侨伤骨科医院的发展历程绝非坦途，每个探索的脚印有深有浅，合在一起，形成了一条略显曲折的前进道路。

"我们总感觉整个发展的过程，总是被卡着，一直处于一种被束缚的状态。"对于民营医院及传统中医院发展的痛点，王雷对记者直言不讳，"尽管医院每年保持着10%—20%的业务量增长，但医院发展总是受到各种制约。"

首先，是用地问题。王雷表示，从建院最初到如今，医院始终受到用地的制约。温州华侨伤骨科医院总部较小，难以扩张。不得已，医院采取了派遣培养的医疗骨干前往温州下属县市区开辟分院（门诊部）的策略。温州市瑞安市莘塍镇"瑞安王华骨伤医院"、龙湾区永强镇"王侨骨伤医院（内设骨伤研究所）"、瑞安市塘下镇"薪堂医院"、瑞安市"安康门诊部"、瓯海区爱珠门诊部就在这样的情况下兴起。

接着，是医保问题。尽管温州华侨伤骨科医院在2003年已成为首批加入温州地区医保的医院，但在新农合刚开始几年，作为民营医院，始终不被允许进入新农合的报销，直到近几年，限制才逐步放开。

此外，政府限制大型乙类医疗设备采购，即使愿意投入资金，也无法配备大型乙类设备，这也一再影响医院的发展。

今后，医疗器械药品零加成、医保DRGs点数付费等政策的实施，都让温州华侨伤骨科医院受到了不同程度的限制。"民营医院本就发展艰难。受西医的冲击，传统中医式微，处境是边缘化的，骨伤科也不例外。"对于医院的生存与发展，王雷有些忧虑。"我们也在积极探索传统中医骨伤治疗的转型升级，引入互联网思维，争取脱困于现有的医保政策，提供个性化高端服务，改善病患的就医体验。"王雷的话，既无奈又坚定。

采访时，王雷也透露了占据温州骨伤专科医院"半壁江山"的王氏家族的发展计划，并展示了瑞安王华骨伤医院、龙湾王侨骨伤医院两家新院的效果图。王雷介绍说，两家新院均按国家三级甲等中医骨伤专科医院标准建设，坚持中医特色，中西并重，打造融合医疗、养生康复、健康体检、养老护理为一体的现代中医综合性医院。

从时光中走来，王氏门人在国内外共发展了5家专科医院，5个门诊部和2个研究所。发扬国医精粹，服务基层百姓。王粤薪堂的薪火相传，总是在路上的。

温州康宁医院：敬畏生命、谦卑服务

随着医学界对精神疾病的研究越来越透彻，精神问题逐渐被正视，对精神健康的专业守护也越来越重要。以温州康宁医院为主要阵地，探索精神科学医教研发展格局，引领中国精神医学发展，温州康宁医院集团董事长管伟立和他的同僚们做了不少努力。

理念引领发展

这些年来，整个中国精神卫生事业随着社会经济发展而改变。而温州康宁，从1993年的20张病床发展到2018年的4000多张，率全国之先提出"变关为管"的创新管理理念，发展成为中国最大的精神专科连锁集团，是整个中国精神卫生事业当之无愧的领头羊。秉承"为精神障碍患者提供有尊严的医疗照顾"的使命一路向前，康宁的旗帜吸引了越来越多的业内人士的跟随。"只有给精神患者以尊严，从业人员才会有尊严，医院才会有尊严。"管伟立表示。

那么，康宁一路走来的历程有哪些故事呢？让我们把时光往回拉。

1997年，康宁诞生在温州，这既是偶然，也有一定的必然性。相较省会城市及其他大城市，温州公立医院的医疗卫生资源相对匮乏，精神病医院的设施条件相对落后，无法满足老百姓对更美好、更有尊严的医疗服务的需求。而温州，既是中国民营经济的发祥地，又是中国首家民营医院的诞生地。对温州人而言，他们敢想敢干，创业既是惯性，也是刚需。

"我为什么要办医院，因为我看到有这样一个需求：精神障碍患者受到社会的歧视，得不到优质的医疗服务。我要办我理想中'能给患者有尊严的医疗照顾'的精神科专科医院，这就是我的初衷。"就这样，1993年，管伟立从公立医院辞职，创办了一家医院，即康宁医院的前身。1997年，温州康宁医院开业，管伟立的百尺竿头，正式走出了第一步。

"精神障碍患者只是患者，不是怪物。"这是采访中，管伟立常

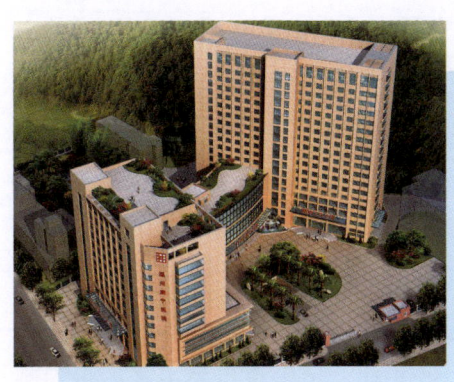

温州康宁医院外景（效果图）

常强调的一点。而实际上，从儿童孤独症，青少年滥药、网瘾、厌学问题，女性的产后抑郁、更年期焦虑、抑郁，男性的酒瘾，到老年期抑郁、痴呆……老中青幼不同年龄阶段都可能出现精神疾病。而在20世纪末期的公众意识里，精神障碍患者是"怪人""疯人"，精神病院是"疯人院"。这使得本该得到专业关注和介入的这类群体似乎一直游离在社会的边缘，摆在管伟立面前的局面亟待被改变。

1998年，康宁在全国率先提出了"变关为管"的理念，即通过对患者的分级分类，针对每一种不同类型、每一位不同情况的患者，给予最好的人性化的照顾，而不是说把患者简单粗暴地关在里面。

从建院之初到后期发展，关注"患者的尊严与感受"是康宁一以贯之的理念核心，并体现在医院管理的整个过程。在理念的指引下，康宁实质上形成了一个对精神病患者提供服务的模板。从医院的硬件设置到医护人员的服务落地，其给患者提供的各种细微的有品质有尊严的照顾是一个整体服务。

我们今天看到的康宁医院，没有铁窗，没有围墙。6米高的大堂、光可照人的大理石地砖、精心的空间设计，室内有钢琴、软座，大堂一侧是种满绿植的咖啡吧，一切都是那么美好、静谧、和谐。1400多名患者安安静静地住在这里，接受专业化的治疗。除了对重度精神病患者实行负责任的限制性管理外，其余患者都可自由行动。

在医院康复室内，可以看到家庭厨房、小型超市等各种模拟社会的场景。医护人员与患者积极互动，护士可以教患者下棋、画画、做手工、做陶艺，不时有欢声笑语传出，暖意融融。

值得一提的是，面向大众开放的健身房和游泳池也开进了康宁，这也是医院近期的一大创新。康宁医院免费提供场地，作为交换，康宁医院的员工和患者可以免费运动。"精神科医院到底长什么样？让周边居民愿意走进来是最直接的方法。现在周边的居民来健身房锻炼，不会知道也不会在意哪位是患者，哪位是医生，哪个是员工，哪个是社会上的人。这就是用自己的实际行动去改变这个社会对精神病院的歧视。"

一桩桩的小事、一件件的小事，润物细无声。事实上，康宁已经逐步破除了公众领域对精神患者和精神病院的刻板印象，"我们是一个专业的医疗机构，我们的一切就是为患者提供专业的医疗照顾。"

有了10多年的积累后，康宁步入连锁扩张。2011年，康宁在温州地区开了5家连锁医院。在温州地区，康宁代表着品牌、诚信、口碑。渐渐地，康宁业务从温州覆盖至全国。其旗下医院的成功，都是对康宁十几年的积累跟沉淀，特别是理念、管理模式、人才培养能力的最好体现。

目前，温州康宁医院已成为三级甲等精神病专科医院、国家临床重点专科（精神病）单位、温州医科大学附属医院、跨省（全国）异地就医结算定点医院。除此之外，从2013年开始，康宁医院连续3年通过德国莱茵TÜV-SQS国际服务品质认证，先后荣获首批"全国百姓放心示范医院""全国百姓放心百佳示范医院""中国百佳百姓信赖的精神卫生医疗服务"等称号。

2015年11月20日，"康宁医院"在香港联合交易所主板挂牌上市，成为国内第一家精神专科医院上市公司。凭借着独特的经营管理与发展模式，康宁医院被收录至哈佛大学商学院案例库，成为中国首个被收录的医院案例。这些都意味着康宁模式将怀揣初心，走得更远。

医教研协同发展

管伟立是骄傲的。民营医院普遍面临的人才难题，康宁早有布局：不仅和温州医科大学联合打造了精神医学人才培养的学校——温州医科大学精神医学学院，搭建的"医教研"协同发展平台也让一大批从公立医院出来想干点事情的人，主动投奔康宁医院。

从2000年开始，康宁就开始积极投入医院的教学跟科研工作，公司在上市时，还向投资者承诺其募集资金中的10%将用于科研教学等方面。

在教学方面，为了更好地迎接中国精神医学的未来，让更多医学生在理论学习的基础上结合实践，实现对医务工作更深的了解，温州康宁医院采取灵活多样的引才、留才、用才策略，积极打造"院内教学"基地，搭建包含主任医师、副主任医师、主治医师的师资团队，计划建成结构合理、各专所长、稳定高效的三级医疗人才梯队。

同时，康宁医院还积极开展院校合作。例如，2014年医院成为温州医科大学附属医院，并连续3年委托温州医科大学定向培养临床医学专业（精神卫生方向）五年制本科生。2016年3月20日，医院与温州医科大学联合创办了浙江省首家精神医学学院,并开始招收应届硕士和本科学生,2018年招收"5+3"首届本硕连读学生,打造精神医学人才培养的学校。

把这些事情单独拎出来看,都可看作是一件创举。若是合在一起看,则是康宁与温州医科大学20年合作的水到渠成。从教学基地开始,到教学医院、附属医院,再到合作办学,康宁与温州医科大学在医教研层面日渐相融。

至于科研,康宁精神卫生研究所一办就是十几年,从几百万元到每年上千万元的投入,耗资不菲。但在管伟立看来,这一切都是值得的。面对精神医学这一片浩瀚的未知领域,全世界的科学家都前仆后继地进行精神疾病相关领域的探索。那么,康宁也应该脚踏实地地发挥作用。"研究所前几年产出很少,但产出也不是一朝一夕的。这不是跟药商、器械商合作搞SCI文章,这不叫科研。"

事实上,研究所依托温州医科大学及温州康宁医院国家精神科重点专科双平台的发展,致力于开展精神疾病发病机制、诊断、治疗的基础与临床相结合的创新性研究,已建成细胞分子生物学实验室和精神疾病模式动物实验室两大实验室,且与美国哈佛大学、康奈尔大学、纽约州立大学、浙江大学附属第一医院、温州医科大学附属第一医院、温州医科大学附属第二医院等国内外机构开展了广泛合作与交流。

为了推动国际层面的科研合作,康宁还设立了国际合作部,以连接国际资源,为医院的医护人员开阔国际视野、提供前沿资讯,进而促进医疗创新。

2019年,第七届康宁精神医学国际论坛成功举办,精神科学界的专家学者、临床医生、科研人员近500人济济一堂,共同探索有关精神疾病脑科学研究的前沿观点和临床实践。该论坛始于2013年,致力于为精神科医生和精神心理领域专家建立一个交流分享的学术平台,业已成为国内最具影响力的精神医学论坛之一,而这仅仅只是康宁国际化发展的一个侧面。今后,康宁将推动国际化向更高层次更宽领域发展,最终满足精神病患者对更高水平医疗服务的需求。

打造有爱的医院

"我在康宁工作了二十几年,我把它当一辈子事业来干。康宁二十几年的持续健康的发展,其实就是我最大的收获。"在管伟立的叙述里,康宁的20多年恰如昨日,一眨眼就过来了。虽然每天他有干不完的活,虽然他每天也很累,但是他累并快乐着。

也许,支撑康宁从一家20张床位的小医院发展成为中国最大的精神专科连锁集团的各种因素中,自上而下弥漫着的爱的文化无法被忽视。

康宁的一切,都离不开一个"爱"字。在康宁医院,爱是一种文化。康宁医院除了党工团妇等传统组织以外,还设有关怀部。这个关怀部,不单单是关怀患者,还关怀员工,让员工感受到在这里工作的幸福。只要员工有需要,关怀部都会尽一切能力去帮助。这也解释了为何康宁能从参选的8700多家医院中脱颖而出,获2018年度"中国医疗机构最佳雇主"民营医院综合排行榜十强。

"我们不可能改变整个社会。我们从自己,从康宁的一亩三分地开始，打造爱的文化，来改变在这个系统里面的所有人，完成这种关系的修复。"管伟立这样期望着。

失眠、焦虑、抑郁……近年来，现代人承受的压力越发增大，各种精神疾病迫近，国家对心理危机干预工作也日益重视。顺应趋势，温州医科大学联合康宁组建温州医科大学心理危机干预中心，成立了一支由精神科医生、心理咨询师、精神医学从业者、精神心理学专业的学生组成的百人心理危机干预大队，并将其分为10个小队，随时候命。

400-800-9585，这是温州医科大学心理危机干预中心的24小时公益热线。借助这个热线，温州康宁将和谐社会的理念向更多的公众传递，为社会公益慈善事业的发展贡献力量。

敬畏生命，谦卑服务，是康宁的价值观；为精神障碍患者提供有尊严的医疗照顾，是康宁的使命。除此之外，凡事相信，凡事包容，凡事盼望，凡事忍耐，也是康宁想传递给员工、患者以及整个社会的箴言。未来，康宁将继续植根精神医学领域，加强公众对精神疾病的认知，为精神疾病患者提供更好的服务，为中国精神卫生行业培养出更多的优秀人才，为社会和谐贡献力量……

浙江萧山医院：创新强院，转型发展

"浙江萧山医院的体制独一无二，到目前为止，放眼全国还没有复制成功的样本。也只有在浙江，在萧山，在开改革开放风气之先的地方才会出现。"有专家如此评价。

奔竞不息、勇立潮头，是萧山精神的最好写照。跨入21世纪的浙江萧山医院，正式迈开了混合所有制非营利性医院改革发展的脚步。在萧山区妇幼保健院、萧山区第五人民医院的基础上，萧山区人民政府和浙江东南网架集团公司共同出资，易地新建浙江萧山医院。从此，医院发展驶入了快车道。

敢为人先的改制

萧山医院的改制刚好处在医改的风口之上，早一点可能作为新生事物缺少生存的土壤，晚一些可能与医改的红利期失之交臂。在医改的大背景下，需求方医改政策的落地，新农合的推广，激活了市场的需求,激发了市场的活力。

谈及医院波澜壮阔的发展史,首先离不开资本的力量。萧山医院的控股股东浙江东南网架集团坚守办好医院、回报社会的初心,坚持基本医疗服务、非营利医院的定位。郭明明董事长有情怀,有定力,经营医院不急功近利,投资人不分红,持续投入,支持医院发展壮大。在医疗业务发展的过程中,对大健康产业的战略把握,越来越重视,从萧山医院一个点出发,逐步延伸大健康产业的服务链。

历经10余年的发展,萧山医院现在定格为一家民资占比85%,国有资产占比15%的混合所有制医院。医院定位为非营利性、公益性、综合性医院,承担着基本医疗、妇幼保健、精神卫生、肿瘤防治等公共卫生的职能。在改制过程中,萧山医院保留了1500个事业编制,这也是改制当中的亮点所在。此举对医院骨干工作人员的人心稳定起到了至关重要的作用。从本质上说,满足了医护人员对身份认同、对心理安全的需要。萧山医院的医疗事业发展

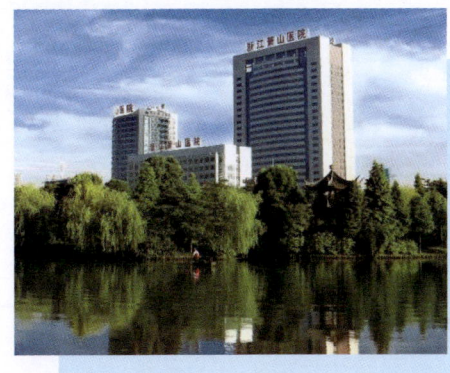

萧山医院外景

中，两家老医院的人才队伍和业务底子是至关重要的成功因素。

"我们看问题要用历史的眼光，萧山是经济强区、人口大区，加上新医改的落地，种种因素撬动了萧山医疗市场的需求。"正是有天时、地利、人和的因素，2006年之后，萧山医院的业务逐年快速增长，实现了弯道超车的发展理想。

价值医疗

萧山医院在许多方面已经和具有70余年历史的萧山区第一人民医院达到同一水平，一些关键性经营指标（KPI），比如医疗技术质量指标、成本控制指标、人均工作当量等方面，比同级别公立医院做得好。对照公立医院医改考核指标，萧山医院的综合绩效已经位于第一梯队之中，向全社会提供性价比更高、服务质量更优于公立医院的基本医疗服务产品。

萧山医院践行的价值医疗理念，致力于提供高性价比的服务，让患者更具满意度与获得感。价位更低，服务更好，与公立医院相比，这是萧山医院的竞争力所在，完全符合当年政府部门提出的调结构、腾空间、控总量、保服务的考核导向。

价值医疗的实现得益于医院的内部治理。"医院治理是管出来的。"萧山医院作为一家区域医院，核定床位2400张，2018年的门诊量达到了218万人次，出院病人近7万人次，忙的时候，急诊量每天有1000个左右。

这些漂亮的数据是萧山医院员工踏踏实实做出来的。团队意识强，服务能力强，以医院为荣，这是萧山医院的优良传统。

人民群众是社会历史的创造者，其实这句话对所有医院都适用。一个组织要实现持续健康发展，员工队伍非常重要。有了优良的员工队伍，才能形成萧山医院强大的综合服务能力，才能形成稳健的学科团队。

特色学科是一家医院的名片与招牌。学科群的建设方面，萧山医院也逐渐形成了自己的品牌特色。萧山医院的妇科、产科、儿科三大学科群，放眼全省县域医院一直处于领跑地位。把优势学科做大做强，是萧山医院永续发展之动能。在精神卫生领域，萧山医院已经完成精神卫生中心新院区搬迁，650张床位，各项设施一步到位。这项萧山区政府民生实事工程，使医院的精神卫生专业具备显著的后发优势。萧山医院胸痛中心、卒中中心已经通过了国家级认证，创伤中心、肿瘤中心、肾病中心也定位明确，术业专攻，学科影响面广，市场竞争力强。

萧山医院有关负责人认为，办好医院的几个要素包括：从宏观而言，要符合国家的政策导向，满足市场的需求导向；具体到医院本身，人的因素至关重要，投资人、经营团队、医生群体，三者目标一致，同向发力；医院经营者要与时俱进，创新思路，务实进取。

萧山医院提出的"创新强院，转型发展"的工作思路，是对接郭明明董事长要求的"差异化，特色化，高端化，国际化"医院战略规划和"事业化管理，企业化经营，集团化运营"的办院理念，基于对医院新的发展机遇期的现实思考和把握。要继续巩固基本医疗服务，坚守公益性。同时要面向高端市场，实现差异化错位发展。萧山医院已经具备了较强的综合服务能力，在这个基础上进行转型发展，提供优质医疗产品，强化特色学科建设，释放出新发展动能，令人期待。

盆景与风景

"目前来看，成功的非公医疗机构是样本，甚至是孤本，是盆景，远不是风景。"萧山医院有关负责人说。混改的萧山医院，也是独特的样本，不可复制。这也决定了萧山医院的血液中，一直流淌着敢为人先的基因。

根据《事业单位登记管理暂行条例》和《事业单位登记管理暂行条例实施细则》规定，经杭州市萧山区事业单位登记管理局审核，浙江萧山医院医共体总院于2019年6月17日设立登记，下辖北干、宁围、衙前3家医共体分院。在医共体的发展中，绝大多数都是以公立医院领头作为医共体总院。萧山医院成为浙江省内非公立医疗机构牵头做医共体的两家医院之一。"我们认真在落实推进省里下达的55项任务清单，一个节点一个节点落实，促进医共体的发展。"萧山医院有关负责人说。

医共体，全称叫县域医疗卫生服务共同体，即县（市）、镇（街道）、村（社区）三级医疗服务一体化，是基层开展高水平医疗联合的主要载体。在萧山区医共体建设的浪潮中，按照服务能力以及区域布局和数量，将建立起区一医院医共体、区中医院医共体、区三医院医共体、萧山医院医共体四大医共体，各社区卫生服务中心都将被纳入，以此形成服务共同体、利益共同体、责任共同体和发展共同体，医疗服务提升迈出体制机制改革的重要一步。

成立医共体的初心是很美好的。当前,随着萧山区人民群众生活水平的不断提高,群众不但要求看得上病、看得好病,更希望看病更舒心、服务更体贴。"离家近""不用排队""确诊度高",成了很多老百姓的真实诉求。而医共体的建立,就是为了推进区域内医疗资源进一步整合共享,实现基层医疗服务能力有效提升,特别是要让"家门口"的社区卫生服务中心"活"起来,提升基层就医的吸引力和群众的满意度、幸福感。

萧山医院有关负责人认为,目前社会办医参与医共体建设,既是政府给我们的政治责任,更是医院发展的重要机遇。我们要提高政治站位,扛起主体责任,有力有序完成建设任务。我们十分珍惜公立医院和非公医院在同一平台一个赛道的机会,将努力践行初心使命,争取探索一条非公医院牵头医共体建设的"萧医样本"。

萧山医院发展的脚步不会停下,坚持走适合自身发展的道路,坚持一体两翼的发展模式,创建有内涵、有特色、有温度的综合性三甲医院,是全院上下的共同愿景。萧山医院必将振翅高飞,看到更美的风景,到达更远的远方。

义乌稠州医院：
做老百姓信得过、愿意来的医院

这是一台历时16个小时的骨科手术。

江西人李某不安地躺在手术台上，眉头紧锁，不时发出痛苦的呻吟。围在他身边的是义乌稠州医院骨科的数名医护人员，在白色的无影灯下，正有条不紊地进行着断掌断指的再接操作。

28岁的李某是江西人，在义乌一家企业打工，是一名机器操作手。当日下午，他在工作中左手掌和右手拇、食、中、无名指不慎被机器切伤，完全离断，受伤之后立即被工友和老板送进稠州医院救治。

手术难度大大超乎了预想，经过一夜紧张的治疗仍然没有结束。直到下午四点多钟，这台手术最终全部完成，李某保住了双手。在长达16个小时不吃不眠的工作后，手术室里的医护人员累倒了一片，他们倚靠着手术室的墙壁，坐在地上睡着了。

这样的动人时刻，在义乌稠州医院并不鲜见。

关于义乌稠州医院的故事,要从20年前开始说起。

20世纪末——转机

1999年,施小柯出任稠州医院的院长。当时民间资本办立的医疗机构很少,而且面临着诸如人才缺少、管理落后等共性问题。稠州医院也是如此,两年换了三任院长,医院亏损问题严重。施小柯先对医院进行了全方位的摸底排查,然后对症下药,制定了一系列具体的治院措施。在经济宏观战略上,施小柯制定了第一年扭亏、第二年持平、第三年盈利的3年奋斗目标。施小柯的治院之策是:治标先治本,治医先治人,治人先治心。

大刀阔斧的人事制度改革首先被提上日程。施小柯采取定职、定编、定岗、定量的四定方法,以改变人浮于事、效率低下的情况。在分配制度改革方面,医院打破以往平均主义的做法,实行全面的经济核算,职工多劳多得,充分调动医院工作人员的积极性。

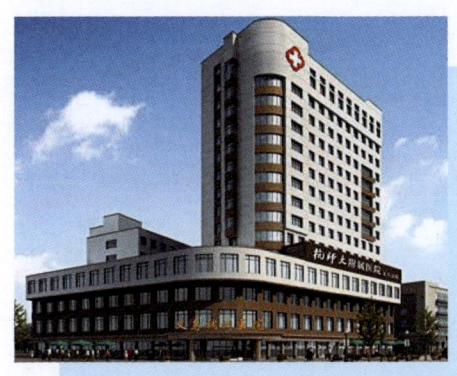

义乌稠州医院外景

经过人事制度改革，稠州医院的风气更清朗，也更有活力。

经过一系列落到实处且行之有效的改革，稠州医院的各项工作走上了正轨，在1999年底就实现了盈利。从此，稠州医院迎来了快速发展的上升时期，并开始筹建现代化的医院大楼。

2001年，是国内医疗机构改革关键的一年。在国家有关政策的指导下，卫生部决定把一直作为公益事业存在的医疗机构，分为营利性和非营利性两大类。按照拟定的分类标准，当时6万多家公有制医疗机构中，半数以上将是非营利性医疗机构，而营利性医疗机构以股份制为主。随着国家经济的发展，现代化事业的不断推进，在这样的历史背景下，社会办医的合法性和必要性首次被提升至国家政策层面，稠州医院借助这股东风不断发展壮大，在义乌地区声名鹊起。

2001年6月，位于宾王路1号的稠州医院大楼拔地而起，竣工落成。这座高16层、建筑面积2万平方米的医院大楼，现代化医疗设施齐全，成为义乌地区社会办医的地标性建筑。

当时的稠州医院在硬件设施方面拥有美国进口螺旋CT和德国激光机两台，日本电子肠胃镜、碎石机、发光免疫基因检测仪、全自动生化分析仪和4台美国、日本B超等一系列高精尖设备。医院拥有血常规五分类分析仪、尿二十项分析仪，T3和T4生命分析仪、前列腺微波治疗仪、肛肠综合治疗仪、腹腔镜、胸腔镜、电子阴道镜、电子喉镜、支撑喉镜、准分子激光分析仪、超声乳化治疗仪、电脑验光仪、五官科综合治疗台、三位腰椎综合治疗床、鼻功能测量仪等进口的先进医疗设备，还拥有智能化的通信设备、智能化的弱电系统电视监控系统、电子监护系统、呼叫系统、计算机系统、通气管道系统、24小时热水供应系统、闭路电视系统、音控室、电化教室等先进的辅助设备系统。

稠州医院还耗资2000万元购置其他先进设备，配备高标准净化手术室和ICU（重症监护室），建立急救生命绿色通道，成立医院快速反应系统。医院设有低、中、高3种档次的病房，以适应不同层次的医疗需求。

2000年伊始，稠州医院这样的硬件医疗配置在当时温州地区位于前列。在医疗服务方面，稠州医院的做法可圈可点。医院制定了18字工作作风：热情接、细心问、耐心听、精心做、主动帮、亲切送。这18字涵盖了患者看病的全过程，以人为本是稠州医院的服务理念，微笑服务是全院员工的行为准则。针对社会上出现的医德医风问题，稠州医院明令宣布：医院不该查的项目不查，不该开的药不开，不该收的礼不收，"干事不收礼，办事不求人"。

自施小柯出任稠州医院院长3年来，诊治各种常见病26万例，各种疑难杂症12000例，抢救危重病人2100位。2001年3月以来业务量成倍增长，同年8月，稠州医院被市有关部门列为医疗保险定点单位，同时还是上海医学专家中心协作单位、上海国宾医疗中心协作单位、浙江省性病协会定点单位、中国太平洋保险公司医疗保险定点单位、义乌市白内障手术定点医院、城镇职工医疗保险定点医院。

在医疗队伍建设方面，稠州医院不拘一格选拔人才，以多种形式引凤入巢，成立了消化病、肝病、心脑血管病治疗中心，并且由业内专家担任主治医师。同时，稠州医院成立了以施小柯为首的骨科、以顾国华为首的妇产科治疗中心，并且这些学科业已发展成了稠州医院的特色科室。稠州医院还与杭州、上海等地医院建立了稳定紧密的协作关系，使义乌人民不出家门，就能享受国内一流的医疗服务。

医护人员的自身素质也有保障，他们具有明确的岗位职责和较强的敬业精神。医院实行1/3人员绝对稳定，1/3人员相对稳定，1/3人员流动或下岗，精心挑选医护人员，不断淘汰与更新，以持续保障优质的医疗服务。医院领导层也注重引导员工的思想观念，在市场经济体制下，任何行业都没有铁饭碗，只有通过自身不断学习，提升自身综合素质，才能在竞争中掌握主动权。医院的员工要懂得居安思危，时刻要有紧迫感和危机感，让自己的业务能力和服务水平不断与时俱进，与医院同呼吸共命运，一起发展。

除此之外，稠州医院还和医学界100余位教授联合创建了健康俱乐部和亚健康治疗中心，集预防、保健、治疗、康复于一体，具有专科特色的新型医疗场所。中心拥有一滴血检验、生物能检测、肠疗、光疗、水疗等医疗技术，为亚健康人群保驾护航。

当时浙江省医疗卫生管理部门的领导来到稠州医院视察工作，对医院领导称赞有加："当初我们为你们批的是一级医院，你们把它建设成了三级医院，真是了不起，在一个县级市，能有这么好的医院，真是让人大开眼界！"

20多年——芳华

现在的义乌稠州医院历经20多年的发展，成了义乌市规模较大的集医疗、急救、教学、科研和预防、保健为一体的二级甲等综合性医院,是全国爱婴医院,浙江省医保定点医院,义乌市城保、农保和交通事故定点医院,市首家省职业健康检查医院。

随着办院规模的扩大,医院除了16层病房大楼,还建有8层辅楼和4层裙楼,建筑面积达2.3万平方米。开放床位450张,在编职工658人,其中高级职称医护人员76人。近年来,医院年门诊量均在60万人次以上,年住院病人数在1.9万人次以上,年手术量都在8000例以上,其中三类以上手术占40%以上。

全院开设内、外、妇、儿、骨、五官、重症医学、血液透析室等26个临床专科和病区,以及放射、超声、检验、内窥镜、电生理、基因检测等12个医技检查科室。其中,医院骨科、妇产科为浙江省非公立医院特色重点学科,手外科为金华市重点学科,脊椎外科是义乌市重点学科,康复护理为浙江省适宜技术推广基地,急救全科医学为省住院医师规范化培训基地,内科为省癌痛规范化治疗示范基地、全国心血管病中心高血压专病医联体、浙南糖尿病足病联盟单位,体检中心为浙江省十佳职业病体检单位。医院先后与上海华山医院、浙江省人民医院、浙江大学医学院附属邵逸夫医院和金华市中心医院建立了技术协作关系。

科技的发展日新月异,与时俱进是稠州医院的特色之一。医院不间断地引进现代化设备,拥有美国GE1.5T核磁共振、飞利浦螺旋CT、数字影像DR、GE胃肠造影机、飞利浦HD11彩色多普勒超声诊断仪、实时四维彩超系统V730、德国西门子全自动生化分析仪、日本全自动五分类血细胞分析仪、德国罗氏电发光免疫检测仪、日本奥林巴斯电子胃镜、美国施赛克腹腔镜、德国进口的病理切片机系列、英国进口的全能麻醉呼吸机等大批先进的医疗设备。

引进了先进的医疗设备，还需要与之相匹配的医疗技术。对专业知识的持续性学习已经成为全院员工的共识，自上而下蔚然成风。借助先进的设备，稠州医院大力倡导微创、无痛技术，为病患减轻痛苦。医院全面开展颈椎病、腰腿痛射频靶点热凝术，等离子前列腺电切术、腹腔镜胆囊切除术、脑内血肿穿刺引流术、微创脊柱内固定、妇科肿瘤腔镜切除术、鼻腔镜、关节镜等60多项微创治疗项目，以及超导无痛人流、无痛分娩、无痛碎石、无痛胃肠镜、无痛小针刀治骨病等20多种无痛诊疗技术。医院开展的急救一体化模式，无痛、微创等治疗技术，在浙江全省都有一定的影响力和声誉。

稠州医院始终坚持"以病人为中心，以质量为核心"的办院宗旨，遵循"诚信诊疗，诚信用药，诚信收费，诚信服务"的服务准则。精湛的技术、优质的服务、温馨的环境，赢得了患者良好的口碑，知名度和美誉度不断提升。

稠州医院于2007年3月16日被授予"全国诚信示范医院"荣誉称号；2009年12月9日，被授予"浙江省平安医院"荣誉称号；2010年1月8日，被授予"全国诚信民营医院"荣誉称号。2011年10月24日，稠州医院以全省民营医院第一名的优异成绩顺利通过浙江省二级甲等综合医院评审。2017年12月，在2017年浙江省社会办医机构评选活动中，稠州医院获得"十佳最具影响力医院"称号，并且连续几年获得义乌市民政局"先进社会组织"称号，是义乌市卫生系统唯一获得中国社会组织评估等级AAAA级单位……

对于稠州医院而言，荣誉只是一份肯定，更重要的是汇聚人心、汲取不断前行的力量。自建院初期，稠州医院就开始进行高屋建瓴的顶层设计，对党、政、工、团、妇进行有机整合，做到资源共享、互利共赢、提高效率，党总支充分发挥核心作用和政治引领作用，建立了以党建展示厅为主的党群服务中心，为区域化党建工作提供了活动平台。医院全面实施"123"工程，积极开展军民共建，"五水共治"，贫困山区助学行动、助残行动、助老行动，巡回义诊等各项活动，倡导奉献精神，承担社会责任，被金华市委组织部列入双重管理党组织、党建工作示范点，党建工作获得诸多荣誉。

作为社会办医的实践者，稠州医院为义乌市以及附近地区的病患提供了专业、便捷、可信赖的医疗服务，改变了人们心中对于社会办医的刻板印象，探索着社会办医的义乌模式。

最大的财富——人心

稠州医院侧楼4楼，是医院的党群服务中心，涵盖了"党员之家·职工之家·文化俱乐部·聚心社"。

位于城市中心区域的稠州医院，医疗用房十分紧张，即便是在这样的情况下，医院仍然决定斥资百万元进行高起点设计、高规格建设，打造出一个功能齐全、特色鲜明的党群服务中心。

稠州医院的特色党建在于全面落实"123"工程，即每位党员要培养一名入党积极分子加入党组织，每位党员联系两名普通员工，所有党员每年做三件好事，努力构建一支精干、务实、高效的党员先锋队。这一汇聚民心的工程实施以后，在稠州医院全院掀起了一股加入中国共产党队伍的热潮，百名青年团员向党组织递交了入党申请书，5年来共有26名优秀职工加入党组织。

随着"123"工程的深入开展，院党总支一共划分了5个支部，分别为行政支部、内科支部、外科支部、妇儿支部、医技支部，各个支部依据自身的科室特色定期开展不同的志愿服务，在助学、助老、扶贫、义诊等方面取得了良好的成效，也为医院提高了社会美誉度。

稠州医院的党员志愿者们充分发挥医学特长，慈善日，他们在养老服务中心忙碌；寒冷的冬天，他们义诊下乡去嘘寒问暖；在革命老区，他们穿梭于山区送去医疗服务……

义乌市大大小小的文体活动中，稠州医院派出的队伍，经常会站在领奖台最高处，捧回金色奖杯。"要做就做到最好"，是他们的至高行动准则。通过一系列集体活动，稠州医院这个群体变得更具凝聚力，心往一处想、劲往一处使，共同推动稠医这艘大船扬帆远航。

2014年4月2日，稠州医院总党支被中共金华市委组织部授予"五星级基层党组织"荣誉称号。这份荣誉，是他们脚踏实地，拼搏进取奋斗出来的。

在党总支工作的小韩，已经是稠州医院十几年的老员工，他说："时间过得可真快，一晃十几年都过去了。在这里上班，感觉到踏实、安心。"随着医院发展一路走过来的员工不在少数，在这里，他们找到了归属感、拥有了获得感、滋生出满满的幸福感。人心是最珍贵的财富，稠州医院通过树立党建品牌汇聚人心、凝聚共识，这是历经风雨仍能够熠熠生辉的东西，是稠州医院前行的根本所在。

经过20多年发展,稠州医院用心为患者服务,用心为员工营造一个温暖的大家庭,在这里,发生着无数打动人心的故事。作为义乌市社会办医的标杆性医院,稠州医院的初心很简单,即致敬生命,致敬感动,做老百姓信得过、愿意来的医院。在传递爱与温暖的路上,稠州医院即将开启下一个20年……

后 记

中国社会办医经历了几十年风雨飘摇的发展历程,在每一个历史时期都面临着挑战。这不断锤炼的过程,激发了他们拥抱变化、适应环境、倔强生长的群体性格。革故鼎新、自强不息是社会办医乘风破浪的品格。

浙江是中国民营经济最活跃的区域,浙江的社会办医经过几十年的发展,已形成百花齐放、各具特色的局面。走在"十四五"新征程的时间节点上,回顾浙江社会办医的发展历程,梳理浙江民营医疗发展的大事记,汇聚社会办医先行者及专家学者的思想观点,为社会办医的后来者提供发展思考,功在当代,利在千秋。

为此,浙江社会办医领军企业和康医疗集团与杭商传媒联袂编写《医路逐梦——浙江社会办医纪实》一书,以亲历者与见证者的视角,记录浙江社会办医的曲折历程及辉煌成果,书写具有典型性的社会办医先行者,反思过去,启迪未来。

在一年多的时间里,本书采编团队走访浙江各地,采访了20余位浙江社会办医的代表性人物和20余家代表性医院。书中的文章,以人物和医院的首字母为序排列。

采访中,我们深切地感受到,每一家医院、每一位办医者,都有一段难忘的办医故事与经历。他们以不懈的探索,推动社会办医

后 记

高质量发展，他们是敢为人先者，是浙江社会办医发展的见证者、实践者。将他们的故事集合在一起，呈现出的医者仁心，就是社会办医的底色和底气。

在采访过程中，和康集团董事长钱培鑫的一句话让人印象深刻，道出了社会办医者的心声。他说，这是一个重视民生的时代。于是，我们有机会利用自己的才智，在温饱问题解决后这个成为第一民生的医疗健康行业里，崭露头角。其实，成败并不重要，重要的是，我们为人民的健康乃至生命作出了多少贡献。

是的，每一位社会办医者，都是心怀大爱之人，否则，恐怕难以坚持走完这一路荆棘与坎坷。如今，时代赋予了社会办医者新的机遇，新技术和医疗的深度融合，人民对高质量医疗的实际需求，让未来社会办医的发展充满了想象力。

过去几十年，社会办医经历了从量变到质变的发展过程，将社会办医推进到一个新的起点。2030年是"健康中国2030"的收官之年，我们期待着届时社会办医呈现出全新风貌。

《医路逐梦——浙江社会办医纪实》编辑委员会
2021年1月17日

图书在版编目（CIP）数据

医路逐梦：浙江社会办医纪实 / 钱培鑫，马晓才，郝德明主编. — 杭州：浙江人民出版社，2022.6
ISBN 978-7-213-10564-7

Ⅰ.①医… Ⅱ.①钱… ②马… ③郝… Ⅲ.①民营经济-医院-经营管理-研究-浙江 Ⅳ.①R197.32

中国版本图书馆CIP数据核字（2022）第056025号

医路逐梦——浙江社会办医纪实

钱培鑫　马晓才　郝德明　主编

出版发行	浙江人民出版社（杭州市体育场路347号 邮编 310006）
	市场部电话：(0571)85061682　85176516
责任编辑	胡佳佳
责任校对	杨　帆
责任印务	刘彭年
封面设计	厉　琳
电脑制版	杭州兴邦电子印务有限公司
印　　刷	浙江海虹彩色印务有限公司
开　　本	880毫米×1230毫米　1/32
印　　张	7.625
字　　数	169千字
插　　页	2
版　　次	2022年6月第1版
印　　次	2022年6月第1次印刷
书　　号	ISBN 978-7-213-10564-7
定　　价	50.00元

如发现印装质量问题，影响阅读，请与市场部联系调换。